LA SCIENCE DE LA MAIN

ou

LA CHIROGNOMONIE.

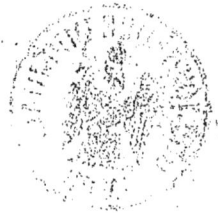

(C.)

SCEAUX. — IMPRIMERIE DE MUNZEL FRÈRES.

LA
SCIENCE DE LA MAIN

OU

L'ART DE RECONNAITRE LES TENDANCES DE L'INTELLIGENCE

D'APRÈS LES FORMES DE LA MAIN,

PAR

LE Caine S. D'ARPENTIGNY.

2ᵉ Édition.

PARIS

COULON-PINEAU, LIBRAIRE,

RUE MONSIEUR-LE-PRINCE, 33.

1856

Connais-toi toi-même. Belle et sage maxime à laquelle il est plus aisé à la généralité des hommes d'applaudir que de se conformer.

En Ionie, où la terre fournit presque d'elle-même ce qui est nécessaire aux hommes, et où, vu la chaleur du climat, une grande partie des besoins inhérents à nos latitudes, sont ignorés, on a pu la graver sur les frontons des temples comme un précepte que chacun, dans l'intérêt le mieux entendu de son bonheur, était tenu de mettre en

pratique ; mais, dans nos rudes contrées où nous
n'obtenons rien du sol qu'à la sueur de notre front,
où les forces de notre corps et de notre esprit s'é-
puisent dans une lutte sans fin contre les éternelles
agressions du froid et de l'humidité, le temps nous
manque pour nous livrer à cette belle étude de
nous-mêmes, depuis si longtemps recommandée.
Aussi, est-ce dans notre brumeux Occident, et depuis que la population, en s'y multipliant outre
mesure, nous a rendu le travail *manuel* de plus en
plus obligatoire et pénible, que sont nées ces théories destinées à nous révéler, par le facile examen
de quelques signes physiques, le secret de nos penchants et de nos facultés.

Qui n'a lu Gall, et ses adeptes enthousiastes, les
phrénologistes? mais leur étude est épineuse et
leurs conclusions souvent contradictoires — qui
n'a lu Lavater et les autres physiognomonistes?
mais leurs indications sont vagues, dans leur ap-
parente précision, et leurs décisions souvent trompeuses. Cependant, une théorie aidant à l'autre, la
physiologie a fait un pas. — Ainsi la lumière s'ac-
croît dans la crypte, à mesure qu'une lampe de

plus est allumée sous ses voûtes. — Encore une découverte, et peut-être cette science atteindra-t-elle
un degré suffisant, sinon complet, de certitude.
Or, les signes indicateurs de nos entraînements et
de nos instincts que Gall a vus dans les protubé-
rances du crâne, et Lavater dans les traits de la
physionomie, je crois les avoir trouvés — non pas
tous, mais ceux qui ont trait à l'*intelligence* — dans
les formes de la main.

Et en effet, après *la parole* que Charron appelle
la main de l'esprit, la main n'est-elle pas, *surtout
dans la sphère des choses*, le principal instrument
de notre intelligence? elle a donc beaucoup à nous
révéler sur les répugnances et les aptitudes *intellectuelles* de chaque individu.

Car, de même que les animaux ont une organisation conforme à leur instinct, de même que le
castor, que la fourmi, qui ayant reçu l'instinct, l'un
de bâtir et l'autre de charpenter, ont en même temps
reçu *l'instrument* sans lequel ils ne pourraient ni
bâtir ni charpenter : de même que parmi les animaux d'une *même famille* dont les instincts sont
identiques, l'organisation est également *identique* ;

tandis que parmi les animaux d'une *même espèce*
comme les chiens, les araignées, par exemple, dont
les instincts sont *différents, en partie*, l'organisation
est aussi *en partie différente :* de même, dis-je, Dieu
en nous dotant d'instincts *divers*, nous a logique-
ment dotés de mains de formes *diverses*. La main
d'un poète né peut ressembler à celle d'un mathématicien, ni la main d'un homme d'action à celle
d'un homme de contemplation. Je n'entends pas
parler d'un poète *appris*, d'un mathématicien
appris, mais d'un poète que la nature a fait poète,
mais d'un mathématicien que la nature a fait mathématicien. Encore une fois, ce serait avoir une
bien faible idée de la prévision de Dieu, de sa justice, de sa puissance, que de croire que les *instruments* dont il nous a munis ne sont pas appropriés,
par la variété de leurs formes, à la variété de nos
intelligences.

C'est sur cette vérité, et en partant de ce point
de vue, que j'ai établi mon système. De plus habiles, s'ils le jugent digne de leur attention, le
reprenant au pied, l'exposeront et le développe-
ront mieux que je n'ai su le faire. Je ne réclame

que l'honneur d'avoir le premier entrevu les plages fécondes de cette science nouvelle (1).

(1) Ou peut-être *retrouvée* car Anaxagoras, dit-on, voyait
aussi des signes indicatifs des tendances de l'esprit dans les
formes de la main. Les Grecs ont presque tout entrevu ou deviné.   (*Note de l'auteur.*)

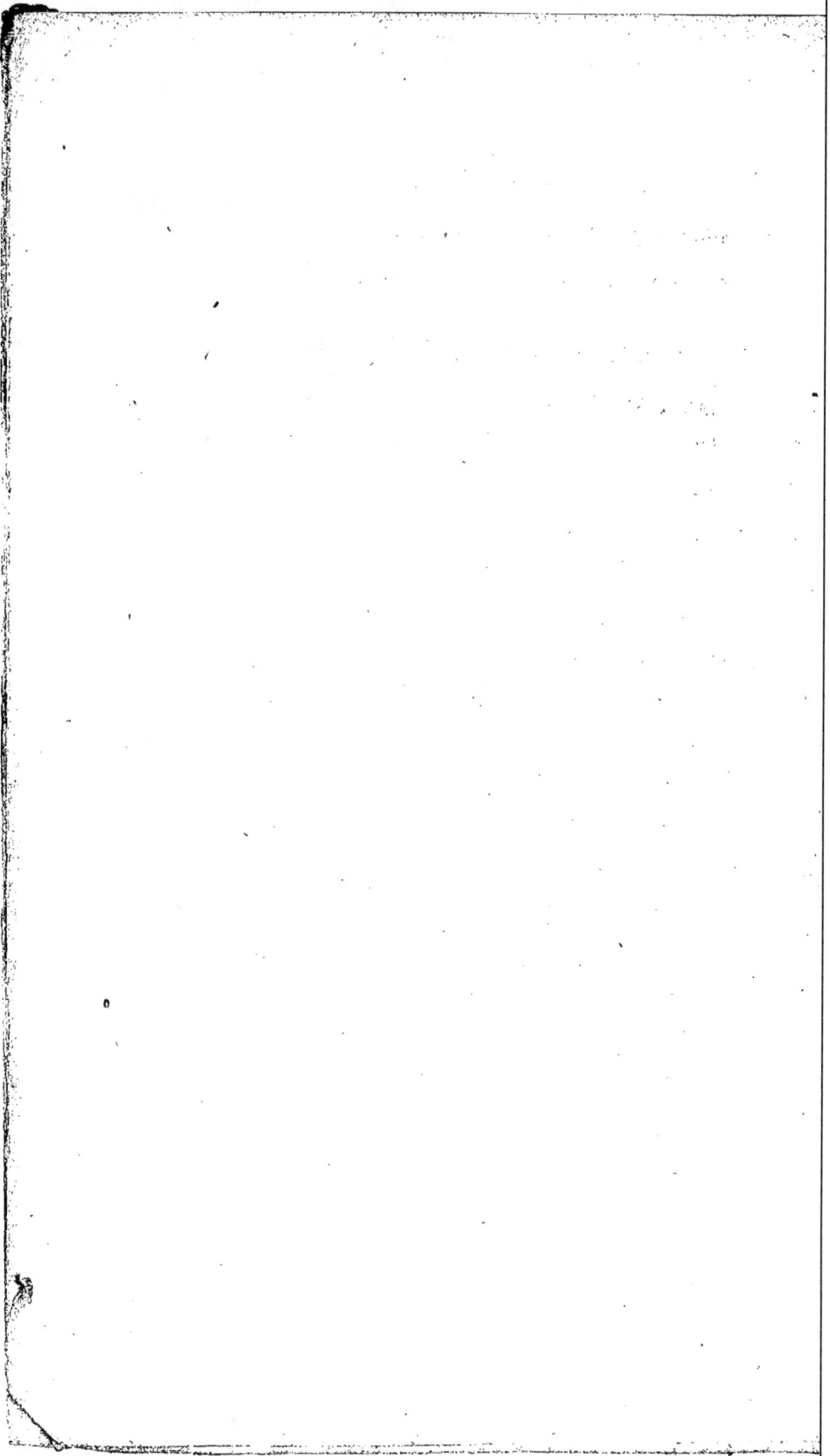

I

Dénomination des mains.

Les mains peuvent être divisées en sept catégories, lesquelles sont assez distinctes entre elles, par les formes qui leur sont propres, pour être clairement décrites.

Je leur ai donné les dénominations suivantes :

La main élémentaire, ou à grande paume.

La main nécessaire, ou en spatule.

La main artistique, ou conique.

La main utile, ou carrée.

La main philosophique, ou noueuse.

La main psychique, ou pointue.

La main mixte.

Ces types, de même que les races dans l'espèce canine, ne peuvent s'altérer, se modifier que jusqu'à un certain point. Une force secrète, celle qui maintient l'harmonie du monde et qui fait que l'homme de nos jours est le même que celui du temps de Moïse, les ramenant sans cesse à leur pureté première.

Des différentes manières dont ces types se répartissent et se mêlent entre eux, résultent les différentes civilisations qui se succèdent sur la terre.

Dans ses bois, pleins d'ombre et de rayons, Pan, sur sa flûte, toujours la même, joue des airs toujours différents.

Une nation qui ne compterait que deux ou trois types, serait comme une lyre qui n'aurait que deux ou trois cordes.

L'humanité est un navire dont Dieu est le pilote.

Et l'homme, sur ce navire, est un passager que ses tendances gouvernent.

Il obéit, comme le petit globe qu'il habite, à une

force générale et extérieure, et à une force particulière et intérieure.

Les lois sont nées de la conscience que nous
avons de la puissance *abusive* de nos tendances.
Mais elles constatent notre liberté, en ce sens,
qu'elles résument les forces *réfléchies* que notre *raison* appose aux forces *spontanées* de nos *instincts*.

Chaque type s'affirme par l'invincible persistance
des tendances qu'il comporte.

Du jour qu'il n'exhala plus l'harmonieux sou-
pir qui constatait sa divinité, Memnon ne fut plus
pris pour un dieu.

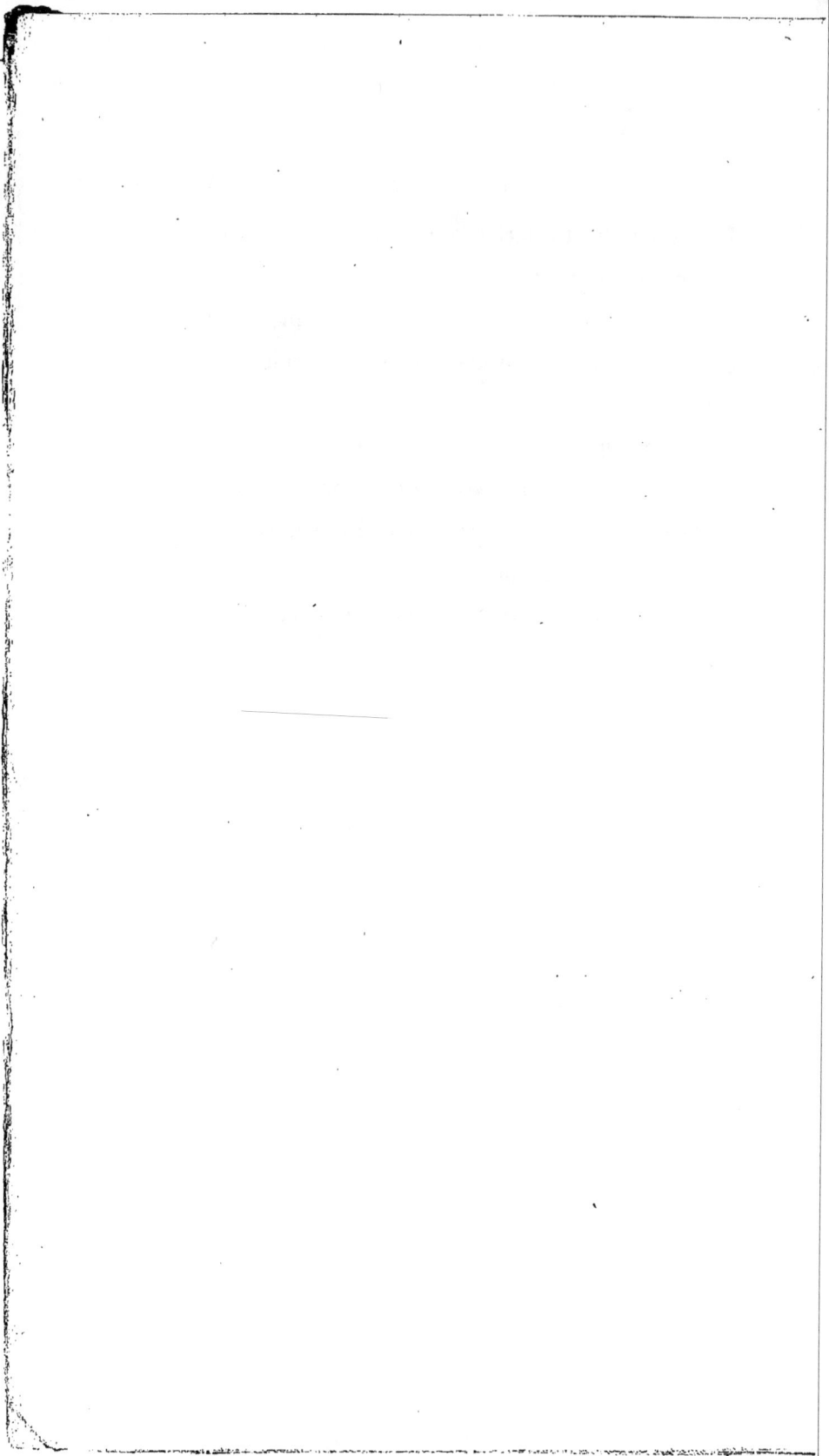

II

Des signes attachés à la paume de la main.

Avant de dire ma pensée sur les différents types, je vais parler des signes attachés aux différentes parties de la main.

Sur la paume de la main siége le signe des appétits physiques, et, jusqu'à un certain point, celui de l'*intensité* des aptitudes intellectuelles que ces appétits déterminent.

Trop grêle, trop étroite, trop mince, elle indique un tempérament faible et infécond, une imagina-

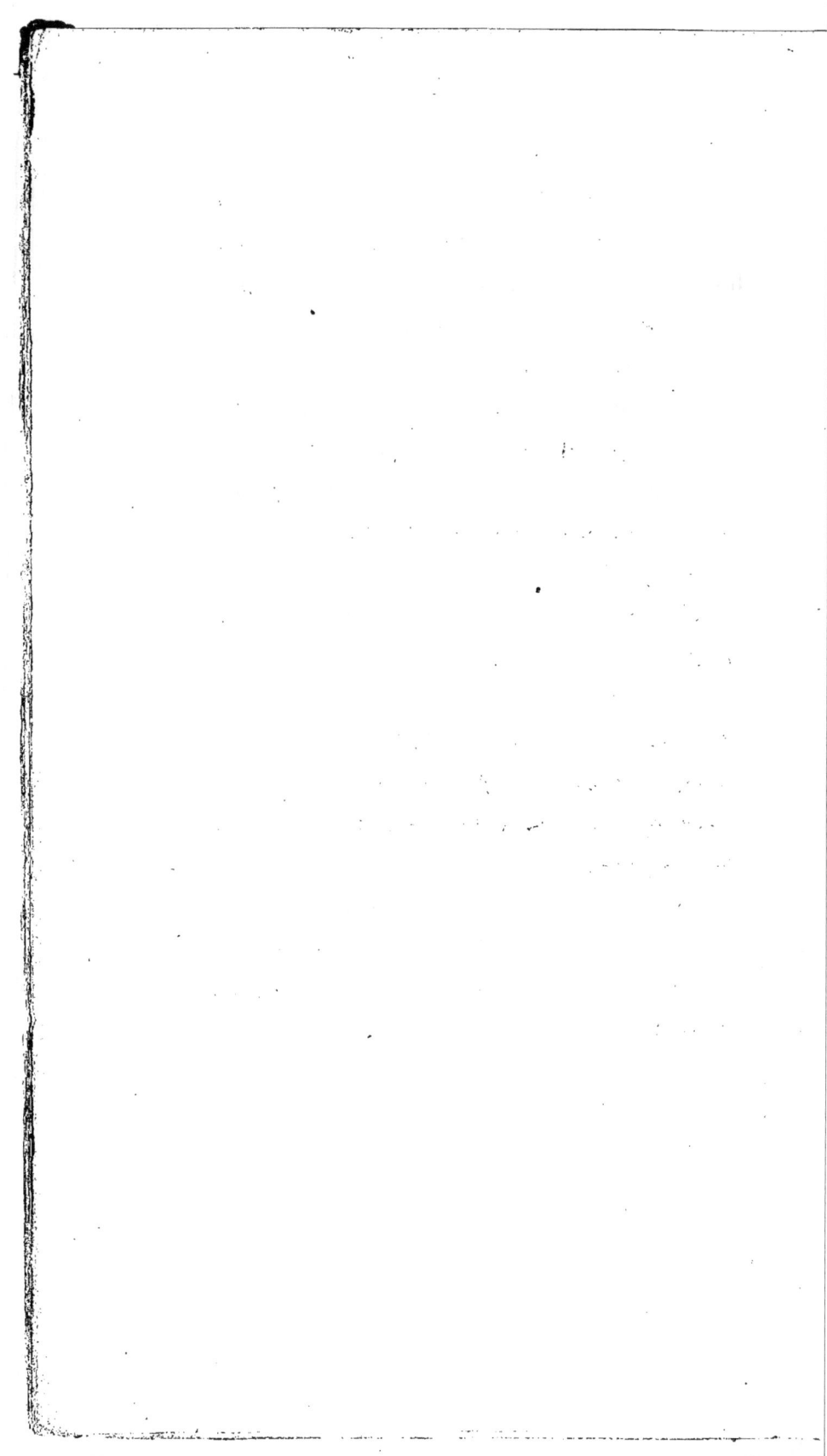

III

Les signes attachés aux doigts.

Laissant de côté les signes douteux ou de peu d'importance, je ne m'occuperai que des signes capitaux, indicateurs à peu près infaillibles des penchants capitaux.

Il y a des doigts lisses, et il y en a de noueux ; Parmi ces derniers, ceux de telle main n'ont qu'un nœud, ceux de telle autre en ont deux. Les nœuds significatifs ne sont pas ceux qu'on ne découvre qu'à l'aide du tact, mais ceux que l'œil aperçoit d'abord et facilement.

Nos doigts se *terminent* ou en spatule, c'est-à-dire en s'élargissant plus ou moins ; ou carrément, c'est-à-dire par une phalange dont les lignes latérales se prolongent parallèlement ; ou en cône plus ou moins aigu.

A ces différentes formes sont attachés autant de signes différents.

Mais avant de les interpréter, disons un mot des nœuds.

Si celui qui lie votre troisième phalange (celle qui porte l'ongle) à la seconde est saillant, *vous avez de l'ordre dans les idées ;* si celui qui lie votre seconde phalange à la première est saillant, vous avez une dose remarquable d'ordre matériel.

Avec ces deux nœuds, en même temps que vous aurez l'arrangement, la symétrie et la ponctualité, vous procéderez par la réflexion ; entre la pensée et l'action, il s'opérera dans votre esprit un temps d'arrêt. La science sera en germe chez vous.

Les doigts sans nœuds, au contraire, portent en eux le germe des arts. Si positif que soit le but vers lequel leur intérêt les pousse, ils procéderont toujours par l'inspiration plutôt que par le raisonnement, par la fantaisie et le sentiment, plutôt que par la connaissance, par la synthèse plutôt que par l'analyse.

Le goût (au point de vue intellectuel), parce qu'il résulte de la *mesure*, appartient surtout aux doigts noueux ; et la *grâce*, parce qu'elle ne *se raisonne pas*, appartient surtout aux doigts lisses.

Des personnes sacrifient l'ordre supérieur à l'ordre inférieur ; *elles se ruinent pour avoir une maison bien tenue*. Louis XIV immolait le bien-être à la symétrie, le mérite au rang, l'Etat à l'Eglise. Le nœud des idées lui faisait probablement défaut.

Après la prise de je ne sais quelle bicoque conquise par Picrochole sur Grandgouzier, ledit Picrochole, se comparant à *Alexandre Macédo, se proposait d'appugner Angoumois, Gascoigne, Gualice, Espaigne, Tunis, Hippes, Corsicque, Roma,*

Italie, Hiérusalem, quand le capitaine *Merdaille,* son conseiller, se levant pour parler : *Couvrez, couvrez-vous, dit Picrochole.* — *Cyre, je suis à mon debvoir, mais ne soyez jamais tant soubdain à vos entreprinses.*

Ce conseil du capitaine Merdaille, j'engage les doigts lisses à le prendre en considération. Ils ont trop de passion, trop de hâte ; en fait d'études, d'amours, d'affaires, ils manquent souvent le but pour y tendre avec trop d'ardeur.

Mais je reviendrai sur ce sujet. Passons à l'interprétation des phalanges *extérieures,* c'est-à-dire des troisièmes phalanges.

Nous avons sous les yeux sept mains appartenant à autant d'individus. Elles sont tendues vers nous, sans s'appuyer sur rien, et les doigts entr'ouverts.

La première est munie de doigts *lisses* se terminant en spatule.

La seconde est munie de doigts *noueux* se terminant aussi en spatule.

A toutes les deux, *à cause de la phalange en spatule,* le besoin impérieux d'agitation corporelle, de locomotion et très-généralement d'occupation manuelle — plus d'entrailles que de cervelle — la science des *choses* par leur côté *utile* et physiquement sensible. Amour des chevaux, des chiens, de la chasse ; la navigation, la guerre, l'agriculture, le commerce.

A toutes les deux le sens inné des choses tangibles ; l'intelligence instinctive de la vie *réelle,* le culte de la force physique, le génie du calcul, des arts industriels et mécaniques, les sciences exactes applicables, les sciences naturelles et expérimentales, les arts graphiques, l'administration, le droit, etc., etc. Jacquard, Vaucanson, Constantin Périer avaient les doigts très-spatulés.

Seulement :

Comme les doigts *lisses* procèdent, ainsi que je viens de le dire, par l'inspiration, la passion, l'instinct, l'intuition, et les doigts noueux (à double nœud) par le calcul, le raisonnement, la déduction, les probabilités, la main aux doigts *lisses* excellera surtout dans les arts par la *locomotion,* dans les sciences applicables où l'adresse spontanée et le génie *prime-sautier* prévalent sur la combinaison.

Le prince Jules de Polignac aimait la chasse, les
voyages, l'équitation, les exercices du corps. Son
tempérament était sanguin, — il avait le nez aquilin
et le teint coloré. Ses épaules étaient larges, sa
poitrine saillante, sa taille bien prise ; mais la partie inférieure de son corps ne répondait pas à
l'autre : de gros pieds, des jambes arquées, je ne
sais quoi de rustique, la mauvaise grâce du cygne
hors de l'eau — telle avait été sa force, dans sa jeunesse, et son agilité, qu'en Russie, ayant été
attaqué par un ours, il parvint à le terrasser et à le
tuer. Une autre fois, il vint de même à bout d'une
troupe de grands chiens de montagne que des bouviers de l'Oural avaient excités contre lui. Enfin,
un jour, sans savoir nager, et uniquement pour
donner la mesure de son énergie, il paria qu'il
traverserait le Volga dans sa plus grande largeur
sans autre aide qu'une main qui le soutiendrait
par le menton ce qu'il fit. De tels athlètes sont peu
propres à goûter les subtilités des gouvernements
mixtes ; prompts aux coups de tête, prompts aux
coups de main, ils s'égarent aisément dans les routes sans limites *tangibles* de l'idée. **Leurs doigts**

sont spatulés et lisses. L'Empire a besoin d'un *ministre,* ils lui imposent un *Vizir ;* la voile attend un souffle, ils déchaînent la tempête.

Les mains en spatule *à nœuds* ont les sciences mécaniques pratiques relativement élevées, comme la statique, la dynamique, la navigation, l'architecture militaire, navale, civile (genre utile), les ponts et chaussées, les gros métiers, la stratégie combinée, etc., etc.

Ainsi Vauban, Monge, Carnot, Cohorn, Arago, etc.

Voici maintenant une main dont les doigts lisses se terminent *carrément* (c'est-à-dire par une phalange *onglée* dont les côtés latéraux se prolongent parallèlement); cette autre, dont la phalange *extérieure* est également carrée, a des nœuds dans les doigts.

A toutes les deux, *à cause de la phalange carrée,* le goût des sciences morales, politiques, sociales, philosophiques ; poésie didactique, analytique, dramatique, la grammaire, les langues, la logique, la géométrie ; — amour de la forme *littéraire,* du

mètre, du rhythme, de la symétrie, de l'arrangement, *de l'art défini et convenu ;* vues plutôt justes
que grandes, génie des affaires, respect personnel,
idées positives et moyennes; instinct du devoir et
de l'autorité, culte du vrai *pratique*, bel esprit, esprit de conduite, amour de la progéniture, et *généralement* plus de cervelle que d'entrailles.

Aux phalanges carrées sont dues les théories, les
méthodes qui régissent, non pas la haute poésie,
elles n'y atteignent pas, mais les *lettres*, les sciences et quelques arts. Elles portent le nom d'Aristote inscrit sur leur drapeau, et marchent en tête
des quatre facultés.

Ce type ne brille pas par l'imagination, comme
les poètes l'entendent. Toutefois, ce qui, dans les
limites qui le circonscrivent, ressort de cette faculté, appartient aux doigts lisses, comme la littérature proprement dite, j'entends celle qui n'a
qu'elle-même pour fin; et ce qui ressort du raisonnement, de la combinaison, comme les sciences
sociales, l'histoire, etc., appartient aux doigts
noueux.

Descartes, Pascal, avaient les doigts noueux ;
Chapelle, Chaulieu, les avaient lisses.

Les doigts en spatule ont l'action et le *savoir-faire* d'abord, puis le *savoir* ; les doigts carrés ont le *savoir* d'abord, puis le *savoir-faire*. Il y a plus de mains carrées en France que de mains en spatule, c'est-à-dire plus de gens de *langue* que de gens de *main*, plus de cervelles organisées pour la *théorie* des sciences que d'hommes propres à les bien appliquer.

La main de monsieur Guizot (l'ex-ministre) est grande avec de gros nœuds et d'amples phalanges carrées — il est de ces esprits rétrospectifs dont la lampe ne jette de rayons qu'en arrière, qui demandent aux morts le secret des vivants, et à qui le temps passé cache le temps présent. Nourri dans le professorat, il en a la marque et le pédantisme. — Deux choses lui ont toujours été antipathiques : la guerre, parce qu'elle laisse dans l'ombre les discoureurs stériles en actes, et le peuple, parce qu'il ne suffit pas, pour lui paraître un grand homme, de montrer un grand esprit — maigre, le teint bilieux, les traits accentués, habile à légitimer ses lâchetés par des axiomes, il s'est produit par la parole et maintenu par la corruption. — Comme on ne connaît que ce qu'on aime, il sait par cœur sa légale, sa mécanique Angleterre; mais notre France, mobile comme son climat, diverse comme ses zones, avide d'émotions élevées, que l'uniformité fatigue, que les orages fécondent, et à qui répugnent les sophistes *sans patrie matérielle* et sans fibre nationale, il ne l'a jamais connue et il ne la connaîtra jamais.

Avec plus de talents et moins de chevalerie que le prince de fabrique papale qui fut si funeste à la branche aînée des Bourbons, M. Guizot a été le Polignac de la branche cadette. Seulement, M. de Polignac, *homme d'action*, est tombé l'épée à la main, et M. Guizot, *homme de doctrine*, la parole à la bouche.

Doigts lisses et spatulés, d'une part, doigts noueux à phalanges carrées, de l'autre.

Il y a plus de simplicité, mais moins de politesse, il y a plus de franchise, mais moins d'élé-

gance chez les peuples où les phalanges en spatules
abondent que chez ceux où le type carré domine.

Cette cinquième main a des doigts lisses, dont
la phalange onglée offre la forme d'un cône ou
d'un dé à coudre.

Arts plastiques, peinture, sculpture, architecture monumentale ; poésie de l'imagination et des
sens (Arioste), culte du beau par la forme solide et
visible ; entraînements romanesques, antipathie
pour les déductions rigoureuses ; besoin d'indépendance *sociale*, propension à l'enthousiasme, assujettissement à la fantaisie. Cette même main avec
des nœuds : même génie avec plus de combinaison
et de force morale.

Cette autre main a des doigts noueux avec des
phalanges onglées quasi-carrées, quasi-coniques
(le première nœud donnant à la phalange extérieure une forme à peu près *ovoïde*).

Elle indique un génie tourné vers les idées spéculatives, vers la méditation, vers les hautes sciences philosophiques, et les déductions rigoureuses
par la parole. Amour du vrai absolu ; poésie de la

raison, de la pensée, haute logique, besoin d'indépendance *politique, religieuse* et *sociale ;* déisme,
démocratie, liberté.

C'est la main philosophique ; elle regarde moins
en dehors qu'en elle-même, et s'occupe plus des
idées que des *choses.*

Enfin, cette dernière main a des doigts lisses se
terminant en cône effilé.

Contemplation, *religiosité*, idéalité ; insouciance
des intérêts matériels, poésie de l'âme et du cœur,
lyrisme, besoin d'amour et de liberté ; culte de tous
les genres de beau, par la forme et par l'essence,
mais par l'essence surtout.

J'ai donné à cette main, à cause de ses attributs,
le nom de main psychique.

Ainsi, aux doigts en spatule et carrés, Dieu a
donné la matière et la réalité, c'est-à-dire l'industrie, les arts *utiles* et *nécessaires ;* l'action, la théorie des *choses*, l'intelligence des *faits,* les hautes
sciences ; — ainsi, aux doigts coniques et pointus,
Dieu a ouvert le champ sans limites de l'idéalité :
aux doigts coniques, en leur donnant l'intuition du

beau, *selon le sens extérieur :* l'*art* — aux doigts pointus, en leur donnant l'intuition du vrai et du beau, *selon le sens intérieur,* la haute poésie, la philosophie *idéaliste,* le lyrisme.

La main dure, raide, et qui s'étend difficilement jusqu'à sa pleine horizontalité, indique un caractère peu disciplinable, un esprit sans souplesse, sans élasticité.

Je dirai plus loin quels rapports doivent avoir dans chaque type, les diverses parties de la main entre elles ; mais en attendant, ne perdez pas de vue ce que j'ai dit de la paume et des nœuds ; de la paume, dis-je, qui, comme vous l'avez vu, renseigne sur le tempérament et l'intensité des instincts ; et des nœuds, dont l'influence est toujours en harmonie avec le génie que signale la phalange extérieure, et qui *accusent* l'esprit de calcul et de combinaison.

Aux grandes mains l'esprit de minutie et de détail. — De l'amour qu'il eut toute sa vie pour les vétilles, on peut conclure que Frédéric Ier de Prusse, qui fut

surnommé le roi Sergent, qui régna la schlague à
la main, qui bâtonnait son fils et dont on s'attirait
l'estime avec des bottes bien graissées, avait les
mains très-grandes. — De même que du surnom
de *longue-main,* donné à je ne sais quel roi de
Perse, on peut inférer que ce prince, dont la politique fut effectivement plus tracassière que grande,
avait l'esprit de détail — Louis XVI, né serrurier,
Paul de Russie, né caporal, le glabre François II
d'Autriche, né fabricant de cire à cacheter, avaient
les mains très–grandes. Ils eurent le génie de leur
aptitude, j'entends de leur nature, et ils n'eurent
point celui de leur rang. Ils ont régné parce qu'ils
étaient de *familles royales,* ils eussent *bien* régné
s'ils eussent été de *nature royale.* C'est à peu près
la contre partie de la théorie de Joseph de Maistre
(*Le Pape,* livre III).

Aux mains moyennes l'esprit *synoptique,* c'est-à-
dire la conception des détails et de l'ensemble.

Des villes n'offrent que les côtés acerbes de la civilisation : elles sont sans théâtres mais non pas sans
prisons ; sans musées, sans promenades, mais non

pas sans casernes; de même, des gens n'ont que les tendances négatives óu mauvaises de leur type. Apres églantiers dont toute la sève est en épines; indigentes ou sordides silhouettes, qui ne rendent que l'ombre.

L'observation rigoureuse de la mesure étant la condition nécessaire du rhythme musical, c'est parmi les doigts carrés qu'on trouve le plus de musiciens corrects et savants. — L'instrumentation appartient *surtout* aux doigts en spatules, et le chant par excellence aux doigts pointus.

Les musiciens *tels quels* sont nombreux parmi les mathématiciens et les algébristes; mieux que d'autres, *ils pèsent les sons aux nombres.*

La main de l'éminent pianiste Liszt étant très-grande, c'est par le fini; ses doigts étant très-noueux, c'est par la précision; ses phalanges étant très-spatulées, c'est par la force qu'il enlève l'admiration de son auditoire. Maigre, svelte, la tête longue et sèche, le profil en découpure, il secoue, les bras croisés, et d'un air d'infatuation à la fois courtoise et cavalière, ses cheveux lourds et plats, comme ceux de Bonaparte premier consul, ne de-

mandant pas mieux que de rappeler ce personnage et de lui donner un pendant chez les marchands d'estampes. Il s'assied et le concert commence, concert sans autre instrument que le sien,
sans autre concertant que lui-même. Ses doigts
volent et l'on croirait entendre le piétinement de
toute une armée : c'est Attila, c'est le fléau de Dieu
qui passe ; ou c'est l'ouragan hurlant dans la
plaine, tandis que la grêle fouette grain à grain
l'ivoire retentissant. Il n'avait pas trop présumé
de ses ressources ; ses doigts valent, en effet, tout
un orchestre — mais, si ardent et si fougueux qu'il
semble, il se possède néanmoins ; car sa main n'est
pas seulement celle d'un instrumentiste, elle est
encore celle d'un mathématicien, d'un mécanicien, et par extension, celle d'un métaphysicien,
c'est-à-dire celle d'un homme plus réfléchi que
spontané — plus d'habileté que de passion, plus
d'intelligence que d'âme.

Le génie ergoteur et subtile, l'amour de la po-
lémique, l'instinct de la controverse se rencontrent fréquemment dans les personnes dont la
grande main offre des doigts noueux à phalan-

ges carrées. Telle était sans doute celle de ce
fameux monsieur Daube

Qu'une ardeur de dispute éveillait avant l'aube.

Quand, amputé de ses membres les plus robustes et les plus vivaces, tête sans corps, l'empire
grec, réduit à une seule ville, s'éteignit enfin dans
les vertiges d'un état anormal, les mains que je
viens de signaler y gouvernaient sans doute toute
chose. Elles se préoccupaient, jusque sous le cime-
terre de Mahomet II, d'arguties incompréhensibles,
d'abstractions, de distinctions, de criailleries théo-
logiques, manquant ainsi à ce qu'elles devaient à
la patrie, non par défaut de courage, elles en mon-
traient à leur manière, mais par stupidité.

Les *très-petites* mains effilées ont le *synthétisme*.

Le goût que la France montre aujourd'hui pour
les œuvres historiques et littéraires où les détails
abondent, prouvent les progrès intellectuels de la
démocratie; car elle est la souche *laborieuse* des
grandes mains, comme l'aristocratie est la souche
oisive des petites mains. Or, un peu avant la Révolution, on n'écrivait guères que pour l'aristocratie,

laquelle préférait *naturellement* les livres synthétiques aux livres analytiques.

Notre admiration pour les œuvres des artistes et des écrivains est en raison des rapports plus ou moins nombreux qui existent entre notre organisation physique et la leur.

C'est une beauté que des nœuds pour les doigts en spatule et même carrés, attendu qu'ils sont voués par la nature aux arts utiles qui sont des arts de combinaison ; mais ils sont une difformité pour les doigts coniques et pointus, attendu que ces doigts sont voués aux arts libéraux qui sont des arts d'inspiration.

Au reste, la prédominance de l'inspiration, ne comporte pas l'absence de tout génie de combinaison, de même que la prédominance de la combinaison n'implique pas l'absence complète de l'inspiration.

Alexandre procédait, selon l'expression de Bossuet, *par grandes et impétueuses saillies*. Il chérissait les poètes et n'avait que de l'estime pour les philosophes. César chérissait les philosophes et n'avait que de l'estime pour les poètes. Tous les deux sont parvenus au fait de la gloire ; le premier par l'inspiration étayée de la combinaison, le second par la combinaison étayée de l'inspiration. Alexandre fut grand par l'âme, et César par l'esprit.

Comme le sens du tact *extérieur* a surtout son siége au bout des doigts, et que nous sommes naturellement portés à exercer de préférence celui de nos sens qu'à la vivacité des sensations qu'il nous transmet, nous reconnaissons être le plus exquis et le plus parfait, il est clair que le besoin de ce genre d'action où le sens physique prévaut sur le sens moral, sera d'autant plus impérieux que la *spatule*, dans les mains de ce nom, sera plus épanouie.

Et d'un autre côté, plus la phalange conique dans les mains artistiques et psychologiques sera effilée, plus l'intelligence qu'elle signale, se montrera éloignée du monde extérieur et réel. Byron avait les doigts fort pointus, et, de même qu'Hégésippe Moreau, la main très-délicate.

Les phalanges extérieures sont *les yeux* de la main.

Chaque type a des formes qu'un travail forcé et tout à fait en dehors du génie dont il est l'instrument *né*, peut sensiblement *altérer*, mais ne saurait transformer de manière à le rendre méconnaissable.

C'est ce dont on peut se convaincre dans les villages enclavés dans les bois, et uniquement peuplés de charbonniers, par exemple ; dans les bourgades assises sur les rochers des petites îles stériles où la pêche est l'unique industrie. A moins que la population de chacune de ces localités ne soit sortie d'une souche commune, les mains s'y montreront avec leurs variétés, sans que la continuation d'un travail *imposé* plutôt que *choisi* parvienne jamais à changer en phalange *spatulée* une phalange *conique*. La main enfle, s'épaissit, perd de sa souplesse et de son élasticité, mais la forme *native* demeure, de même que l'instinct qui y est attaché. A la vérité, le poète et le logicien, dans ces mains ainsi altérées, dans ces instincts ainsi combattus et faussés, sont presque aussi profondément cachés que le chêne dans le gland, que le papillon dans la rampante chrysa-

lïde, que la svelte déesse dans le bloc de marbre
à peine ébauché; mais tel récit fait en famille, telle
opinion émise dans les obscurs débats de la tribu,
les révéleraient au besoin à l'œil observateur et pénétrant.

Au surplus, s'il vous restait quelque doute relativement à l'effet du travail sur la main offerte à
votre interprétation, vous auriez à vous *abstenir*
ou à baser votre jugement sur les formes soigneu-
sement décrites que la main avait autrefois.

Mais, direz-vous, ces signes que vous venez de
décrire, sont-ils en effet d'infaillibles indicateurs
de nos penchants, de nos tendances *intellectuelles?*
en d'autres termes, le pavillon constate-t-il bien
la nationalité? La voix de l'oracle est-elle celle du
dieu?

Selon moi, oui; mais ne m'en croyez pas sur
parole, et que votre conviction soit le résultat de
vos observations; seulement ne vous prévenez pas
à l'avance, et que quelques mains *mixtes* et difficiles à déchiffrer, parce qu'elles auront un moment

égaré le pilote, ne vous fassent pas nier la boussole.
Voyons :

> Le vent ne frémit plus dans la voile amollie ;
> Le flot, près d'expirer, pousse un dernier soupir,
> Et vient, comme un serpent qui roule et se replie,
> Au pied de ce rocher se débattre et mourir.
>
> (RANDON DU THIL).

Quittons la ville, et suivons d'abord ces arpen-
teurs, ces ingénieurs, tribus peu poétiques et qui
adorent Dieu sous la forme d'un triangle ; ils vont
et viennent dans la campagne, armés de jalons,
de planchettes, de chaînettes ; on comprend à leur
activité joyeuse qu'ils exercent une profession *de
leur choix*, et que leur esprit, comme l'oiseau dans
les branches, comme la gazelle sur les sables, rit et
se plaît dans ces trapèzes, dans ces carrés qu'ils
tracent avec tant d'aisance et de dextérité :

Mains carrées ou en spatule !

Elles sont de même, ou en spatule, ou carrées,
les mains *aux doigts noueux*, annelés d'équations,
que la science aujourd'hui moins timorée, suspend
à l'ardente chevelure des comètes. .

Pénétrons maintenant dans les ateliers de l'artillerie et du génie, dans les cirques et dans les hippodromes, théâtres des prouesses de la descendance enrouée des fils d'Alcmènes et de Léda, chez les gens de voltige, d'escrime et d'équilibre, chez les braconniers, les maquignons, les écuyers, etc., etc.

Mains en spatule et grandes mains coniques très-*dures*. Ces dernières joignant un vague sentiment de la grâce à la force.

Le plus habile écuyer de notre temps, le plus savant, le plus novateur, le plus élégant, M. le vicomte d'Aure, auteur de plusieurs bons livres sur l'équitation et l'éducation des chevaux, a la main sensiblement spatulée, mais fort souple.

Que si, quittant la foule et le bruit, nous allons examiner dans la solitude glacée des bibliothèques, sous la tuile inspiratrice des mansardes aériennes, dans l'atmosphère narcotique des laboratoires, dans les salles nues où se pavanent les cuistres et les pédants; si, dis-je, nous allons dans ces lieux divers examiner les mains des philosophes, des artistes, des poètes, des mathématiciens, des savants *qu'une vocation irrésistible* a enchaînés aux travaux que

ces titres ou professions comportent, nous les trou-
verons, soyez-en convaincus, telles que je les ai
décrites, c'est-à-dire :

Celles des poètes *lyriques*, des romanciers tendant à l'idéalité, comme G. Sand, Leconte de l'Isle,
Chateaubrillant, Hugo, Devigny, Lamartine, etc.,
à phalanges plus ou moins *coniques*.

Celles des grammairiens, des critiques, des poètes didactiques, analytiques, dramatiques, genre
raisonneur et gai ; celles des médecins, des juris-
consultes, des géomètres, des artistes *selon la règle*, etc., à phalanges carrées et même en spatule.

Quant aux écoles polytechnique, de dynamique,
de mécanique, d'application scientifique, si vous y
rencontrez une main fine et pointue, plaignez le
sort d'un pauvre poète fourvoyé, d'un adorateur
du soleil et d'Astarté, contraint de sacrifier aux Cyclopes et aux Gnômes.

Enfin, que vous dirai-je? Sans vous faire une
fatigue d'une étude dont les éléments se rencontrent partout, jetez les yeux sur votre entourage

intime et habituel; observez les mains de vos amis,
de vos voisins, de vos proches : celui-ci fait des
choses intellectuelles ses plus chères délices, toutefois il a plus de poésie dans l'âme que d'analyse
dans l'esprit; il a la passion des tableaux, de la
musique, des monuments, des statues, des vers;
il aime les choses pour leur beauté plus que pour
leur utilité; — il s'exalte facilement — dans son
regard, dans son geste, dans son langage, dans
son vêtement, perce je ne sais quoi d'étrange et
d'inspiré. — Il sait se passer du nécessaire et ne
sait point se passer du superflu ; — sa bourse, ouverte à tous, n'est inaccessible qu'à ses créanciers.
A l'âge où les autres hommes, libres depuis longtemps déjà des illusions de la jeunesse, étreignent
la vie réelle et se livrent avec ardeur à la fruc-
tueuse poursuite du mulet de la gabelle, son cœur,
toujours jeune, toujours ouvert aux espérances ai-
lées, demeure sous l'empire des idées romanesques. — Il voit le monde à la lueur de la lampe
antique du spiritualisme, et ignore profondément
la valeur matérielle des choses. — Pour lui, les
hautes montagnes laissent tomber de saintes pen-

sées de leur fronts sublimes — il aime le langage
paré et les sentiments exquis; il goûte le charme
plus que l'esprit, et la grâce plus que la beauté. Il
voit de la poésie dans tout — dans la pluie *qui
raye l'air,* dans les vitres qui *pleurent,* dans le cri
rouillé des girouettes, dans ces taches lumineu-
ses, *semblables à de blanches colombes,* que le soleil
dessine et que le vent balance avec l'ombre des arbres. — La nuit, quand la lune voilée plonge son
pâle rayon dans l'eau, il aime à errer, le cœur
plein d'une tristesse volontaire, sur le sable hu-
mide des grèves désertes.

Il est crédule, il aime l'imprévu, et son âme est
comme la flamme qui, si elle ne s'élève, s'éteint.

Eh bien ! cet ami, ce parent, ce voisin, ne peut
manquer d'avoir les doigts coniques ou pointus,
et *un petit pouce.*

Cet autre aime à faire *œuvre de ses mains :* il bê-
che, il taille, il émonde. Il vit debout, toujours
allant, toujours venant, une serpe, un marteau ou
un fusil à la main. Il se moque de ces rêveurs con-
templatifs qui, toujours voguant sur l'océan des

songes, passent leur vie à regarder l'eau couler, les
nuages voler, les arbres s'entre-saluer. Il aime le
bruit des fanfares, et les aboiements des meutes.
Il a la passion des chevaux ; ses cours sont pleines de chiens, de paons, de poules, de coqs jaspés,
portant fièrement et de côté leur chaperon écarlate. — Il se lève de bonne heure, il est chasseur,
il est pêcheur. Il connaît *sur le bout du doigt* tout
ce qu'à dix lieues à la ronde il existe de rivières et
d'étangs poissonneux, de landes et de bruyères gi-
boyeuses. Il aime l'aspect de la mer ; il aime tout
ce qui aide à la locomotion et produit le mouvement. Il aime la physique, la mécanique, le bruit
des chantiers et des usines.

Qu'on ne lui parle pas de ces jardins exhalant
je ne sais quel parfum de poésie mystique, retrai-
tes pleines de silence et d'ombre, que décorent une
statue bénie, un puits sculpté et de fraîches arca-
des, où croissent les lauriers et les cyprès, où se
plaisent les libellules et les colombes. Il leur préfère
de fertiles vergers, de vastes potagers bordés de
murs blancs où s'épanouissent, sur des treillis verts,
des espaliers sans nombre. Là, mûrissent sous clo-

che l'ananas et le cantaloux ; là, coule en droite
ligne et au chant des bouvreuils, dans la rigole en
pierre, ombragée de noisetiers, le clair ruisseau
d'eau vive. Tonnelles, bancs, volets, escarpolettes,
que sais-je? tout ce qui meuble ses berceaux, ses
terrasses, ses pavillons, sa maison, a reçu de ses
mains industrieuses sa forme ou son perfectionne-
ment. Il n'est point superstitieux, il est de son
temps et de son pays, dit-il ; et il branle la tête à
la voix de l'apôtre, comme à celle des voyageurs ;
il recherche le confort, les choses *utiles*, de bonne
qualité et de durée. Les vétérinaires, les maîtres
en fait d'armes, les marchands de chevaux, les fon-
deurs, les tourneurs, les veneurs, etc., trouvent en
lui un adepte, un protecteur et un ami. Ses manières sont franches et ouvertes ; il a les qualités
de la force : la droiture et la sincérité ; il est gouverné par ses affections plutôt que par son jugement.

Ai-je besoin de le dire? cet homme aura les
mains en spatule, *avec une paume ferme et un grand*
pouce.

Prêtez maintenant l'oreille aux discours de ce

parvenu : « il a été bouvier, colporteur, contre-
« bandier, et il s'en fait honneur ! dit-il en se ren-
« gorgeant ; il pourrait vivre d'ortolans, ses moyens
« le lui permettent, mais il leur préfère la viande
« de porc : chacun son goût ! » Il porte des habits
amples, et il a fait couper ses cheveux en brosse.
De ses trois fils, il n'estime que celui qui bat *lui-*
même ses *hardes,* qui cire *lui-même* ses bottes, qui
panse *lui-même* son cheval. « C'est là un homme !
sans compter qu'il soulèverait un bœuf ! les autres
lisent, ruminent, jouent du violon, mais ne savent
pas seulement *coller le vin*. » Il aura pour brus des
femmes qui s'entendront à écumer le pot et à
couler la lessive, qui se promèneront sans ombrelle
et mangeront sans serviette. Arrière ces poupées
de salon qui ne savent que minauder, s'attifer,
danser, chanter ! — Pour lui, la musique l'endort.
— Ces gens de bonnetades, copieux en révérences
et plantureux en douceurs, leur seul aspect, comme
celui des *rats de cave* et des *gabeloux,* le bouleverse
et l'irrite. Il aime à manger en manches de che-
mise, sans cravate, et le ventre déboutonné. Il aime
les femmes charnues et les gros chiens. Autrefois,

du temps qu'il hantait les foires et les marchés, il était de toutes les noises et de tous les écots. Il a cela de commun avec les *philosophes,* qu'il ne croit point aux *simagrées* des *Capellans.* — Il ne se connaît pas en tableaux, en statues ; *fadaises !* mais il se connaît en bétail et en fumier. — Les sciences, les arts, belles choses vraiment ! seulement, elles n'ont cours ni à la Bourse ni au marché. Il a dans son jardin des carrés de choux et des tiges de soleil. — Il va lui-même à la boucherie, — il fend lui-même son bois, etc., etc.

Main à paume *dure,* large et épaisse, doigts en spatules, *grand pouce.*

Mais en voici un autre dont le vêtement et le maintien annoncent un génie tout différent. Il possède au plus haut degré le sentiment du respect personnel, il a l'air important, du linge empesé et des besicles. — Il habite une petite ville sans commerce, vide de peuple, où l'on s'entend marcher, où le hobereau se pavane, où les sacristains foisonnent. — Il ne parle de ses ascendants, de ses supérieurs que d'une voix grave et contenue. — Il

sait le latin, il sait la géométrie, l'histoire naturelle, la botanique, la géographie, l'archéologie,
un peu de médecine, un peu de jurisprudence, un
peu de tout ce qui s'apprend, mais à peu près rien
de ce qui se devine. — Il ne plaisante guère, et
ses bons mots enchevêtrés dans je ne sais quelle
glu pédantesque, manquent de sel et d'élan, si non
d'à-propos et de justesse. Il donne aux mots les
plus susceptibles d'une grande extension de signification intellectuelle, comme ceux de *liberté*, d'*ordre*, de *poésie*, etc., un sens littéral et tout matériel. — Toujours rangeant, vergetant, époussetant,
il empile lui-même son linge après en avoir soi-
gneusement vérifié la marque, et tient sous clef depuis sa majorité, les mémoires dûment acquittés
de ses fournisseurs. — C'est un homme exact,
compassé, méthodique, ponctuel, à cheval sur la
règle, soumis aux usages, qui reçoit d'eux son impulsion, que toute innovation froisse, déconcerte,
et dont la pensée se meut à l'aise dans les étroites
limites d'un bon sens vulgaire. Il est de sa nature
de tout prendre au sérieux ; il est dévoué à l'ordre,
à la symétrie, à la hiérarchie, aux précédents. Il

4

consulte plus souvent son esprit que son cœur. Il
nie le beau que la théorie n'a pas défini. Il aime les
jardins aux allées en croix bordées de buis, où l'on
a tout vu d'un coup d'œil, où les arbres annuelle-
ment *corrigés* par l'art sont sans murmure comme
sans mouvement, et où d'épaisses charmilles, semblables à de lourds paravents, se prolongent paral-
lellement.

Tel est le rentier prédestiné aux honneurs de
l'écharpe municipale et qu'attend le banc des
marguillers ; où est la *légalité*, il voit *l'équité*, où
est le *diplôme*, il voit la science. — Il ne révère pas
moins la syntaxe que le code. Tel est l'académicien
de province, ayant baromètre et thermomètre,
ayant longue vue et cadran solaire, fœtus en bo-
cal et chat-huant empaillé ; à la fois oisif et affairé,
à la fois instruit et borné. Tel est, dans les esprits
secondaires, l'homme à phalanges carrées, à doigts
noueux et à *grand pouce* (1).

(1) Sur quatre caractères, j'en ai décrit deux à leur avantage, et deux à leur désavantage, mais, comme il n'est point
de type qui, pris en masse, n'ait les qualités de ses défauts et
les défauts de ses qualités, il sera facile au lecteur de rectifier
ce qu'il pourrait voir de partialité, soit en bien, soit en mal,
dans ces portraits, en les complétant.

Et si ces signes se montrent effectivement en parfaite concordance avec les penchants, dans une personne indépendante et riche, qu'aucune nécessité, par conséquent, ne contraint à se livrer à une occupation, à des études qui ne seraient pas de son goût, quelle preuve plus forte exigerez-vous de la vérité de ce système?

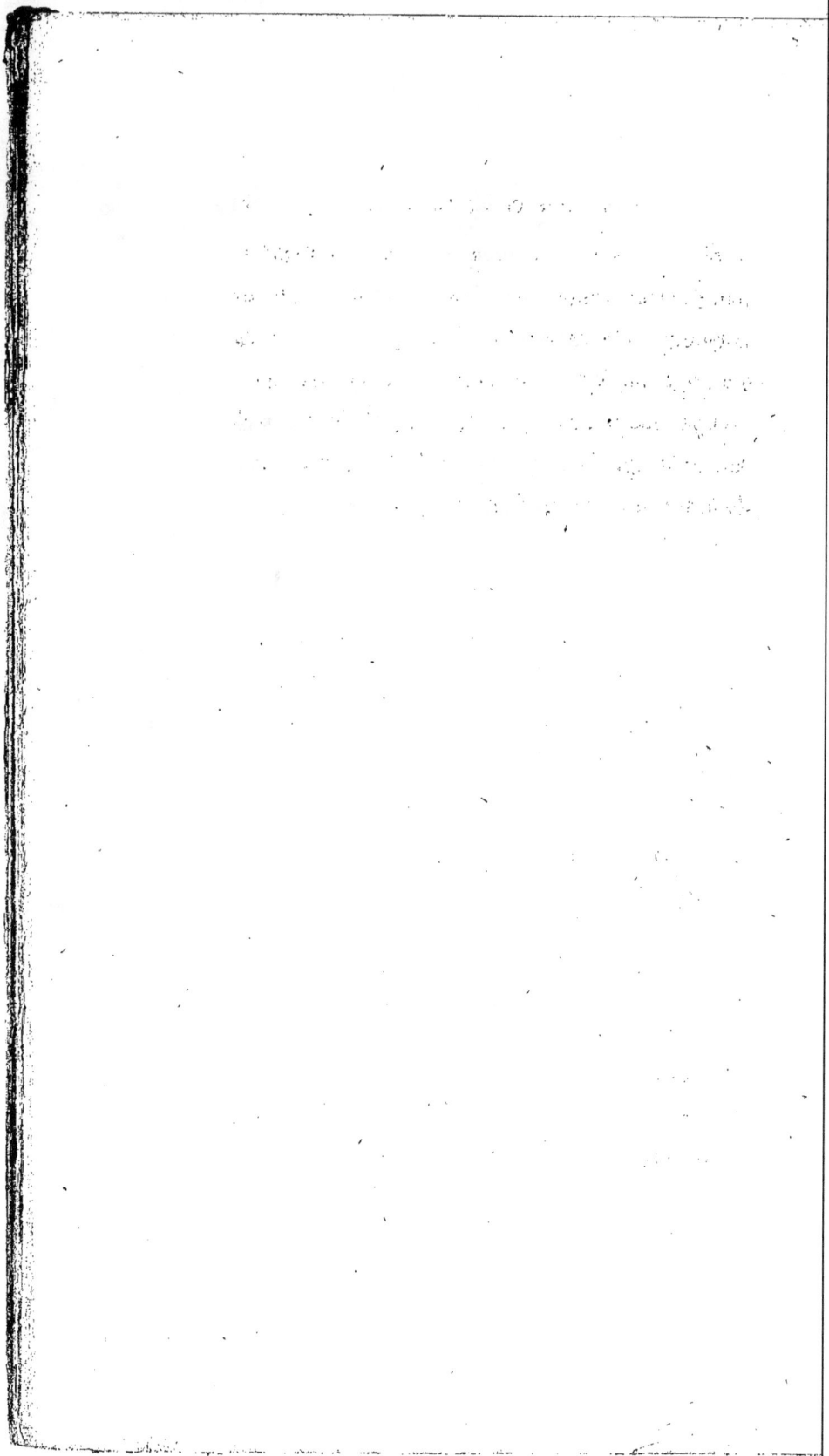

IV

Le pouce.

Le pouce, par la clarté, par l'excellence des signes qu'il présente, mérite de former un chapitre à part.

« A défaut d'autres preuves, disait Newton, le pouce me convaincrait de l'existence de Dieu. »

De même que, sans le pouce, la main serait un instrument défectueux et incomplet, de même sans la volonté *morale*, la logique, la décision, facultés dont le pouce à différents degrés offre les différents signes, l'esprit le plus fécond, le plus brillant ne serait qu'un don sans valeur.

Ainsi que les animaux, nous avons une volonté d'*instinct*, une logique d'*instinct*, une décision d'*instinct;* mais le pouce ne représente que la volonté *raisonnée*, que la logique *raisonnée*, que la décision *raisonnée*.

L'animal supérieur est dans *la main, l'homme* est dans *le pouce*.

Des mots pollex truncatus (pouce coupé ou tronqué) que les Romains appliquaient au citoyen sans courage qui se coupait le pouce pour ne pas aller à la guerre, nous avons formé notre mot *poltron*.

Le pouce des singes, fort peu flexible, et, pour cette raison, peu ou point *opposable,* n'est regardé par quelques naturalistes que comme un talon mobile.

Tandis que le pouce humain est, au contraire, placé de sorte et organisé de manière à pouvoir toujours agir dans un sens *opposé* aux autres doigts, c'est pour cela qu'il symbolise, comme je viens de le dire, le *sens intérieur* ou moral, que nous *opposons* à notre gré, et le cas échéant, aux entraînements de notre instinct et de nos sens. Les preuves de cette assertion abondent : ainsi, par exemple, les idiots de naissance viennent au monde *sans pouces*, ou avec des pouces impuissants et atrophiés; ce qui est logique, car, ou l'essence manque, le symbole doit faire défaut.

Les nourrissons, jusqu'à ce qu'une lueur d'intelligence leur vienne en aide, tiennent constamment leurs mains fermées, *les doigts par-dessus le pouce ;* mais, à mesure qu'avec le corps, l'esprit se développe, *le pouce*, à son tour, *se ferme par-dessus les doigts*.

Les épileptiques, dans leurs crises, ferment le pouce avant les doigts, ce qui signifie que ce mal, qui est *éprouvé* avant d'être *senti*, atteint le principe par lequel on *pense*, avant le principe par lequel on *sent*.

A l'approche des *grandes ombres*, le pouce des moribonds, comme pris d'un vague effroi, se réfugie sous les doigts, ce qui annonce une fin prochaine.

L'homme seul, *parce qu'il a un pouce*, c'est-à-dire *la raison, connaît* la mort.

Sur la *racine* du pouce, siége le signe de la volonté *raisonnée*, volonté dont vous mesurerez l'*intensité* à la longueur, à l'épaisseur de cette racine. Elle éclaire aussi, di-sent les chiromanciens (lesquels lui ont donné le nom de *mont de Vénus*) sur le plus ou moins de penchant à l'amour.

Au fait : aimer c'est vouloir.

Dans la première phalange est le signe de la logique, c'est-à-dire de la perception, du jugement, du raisonnement. — Et, dans la deuxième, est celui de l'invention, de la décision, de l'initiative.

Ils levaient le pouce, les Romains, dans leurs cirques ensanglantés, et le gladiateur terrassé recevait la vie. — S'ils le renversaient, il recevait la mort.

Étrange instinct de l'initiative cachée dans la deuxième phalange de ce doigt !

L'avez-vous étroite, grêle, mince, courte, cette phalange ? Absence complète de décision ; assujettissement aux opinions reçues, aux idées d'autrui ;

doute, incertitude sans fin, et à la longue insouciance morale.

Cet éternel état de votre esprit, cette incapacité de prendre un parti, vous en donnerez une explication logique, si votre première phalange est développée. Vous aurez au contraire des idées arrêtées, des convictions fortes et tenaces, vous aurez l'esprit prompt, décisif, initiatif, et vous serez probablement en même temps un mauvais raisonneur (tant la nature est avare de largesses), un homme doué de plus de passion morale que de jugement, si votre deuxième phalange étant longue et forte, l'autre, au contraire est grêle et courte.

En général un pouce petit, chétif, mesquin, annonce un génie irrésolu, ondoyant, dans les choses, bien entendu, qui ressortent du raisonnement et non du sentiment, et non de l'instinct. — C'est le pouce de la descendance des *vierges folles*, race impressionnable, sensuelle et dominée par ses penchants, mais impartiale, tolérante, au naturel aimant et s'accommodant de tous les caractères.

Les gens à petit pouce sont gouvernés par le cœur (source de tolérance) et respirent plus à l'aise dans l'atmosphère des sentiments que dans celle des idées, ils voient mieux avec l'*œil du moment* qu'avec celui de la réflexion.

Les gens à grand pouce sont gouvernés par la tête (source d'exclusivité) et respirent plus à l'aise dans l'atmosphère des idées que dans celle des sentiments. Ils voient mieux avec l'œil de la réflexion qu'avec l'œil du moment.

Albert Durer, qui fut si puissant dans l'art par sa naïveté sublime, et si faible sous la détestable tyrannie de sa femme ; Homère, Shakspeare, ces miroirs impartiaux du cœur humain ; Montaigne, dont la devise était : « Que sais-je ? » et qui s'entendait mieux à *soustenir* une opinion qu'à la choisir ; La Fontaine qui hésite entre le cri de vive le roi et celui de vive la ligue, Louis XVI qui dut tous ses malheurs à l'indécision de son esprit, avaient certainement de très-petits pouces.

Avec un pouce grand et fier, au contraire, vous vous appartenez à vous-même — et vous n'avez là souvent qu'un sot maître, comme disait Henri IV — Vos principes sont vos lois, mais vous êtes enclin au despotisme. Vous êtes vrai, mais vous n'êtes pas naïf. Votre force n'est pas dans le charme.

Souvaroff, célèbre par l'intensité de sa volonté, Danton, cette âme magnanime qui revendiqua l'opprobre d'un crime pour l'épargner à son pays, Galilée, Descartes, Newton, Leibnitz, Saint-Simon (le réformateur), Charles Fourier, Robert Owen, ces profonds *raisonneurs*, ces hardis initiateurs, avaient infailliblement de très-grands pouces.

Voltaire, l'homme du monde dont le *cœur* fut le plus assujetti au cerveau, avait, ainsi que le prouve sa statue (au Théâtre-Français), des pouces *énormes*.

Or, le statuaire Oudon, artiste d'un goût fin et délicat, n'a pu donner de tels pouces à ce marbre que parce que les mains *bien connues* de son modèle lui en imposèrent l'obligation.

Le Lama, la tête rasée et vêtu de sa robe de laine jaune que rehausse une écharpe écarlate et une dalmatique violette, salue bénignement ses supérieurs à la mode du Thibet, c'est-à-dire en leur tirant la langue et en se grattant l'oreille. Sous ces sourcils en feuille de pêcher, ses petits yeux bridés brillent de contentement : c'est qu'il vient de

commenter en public, avec succès, la phrase sa-
crée, abîme de profondeur mystique :

O le Joyau dans le Lotus! Amen.

Sa science est, d'ailleurs, au niveau de sa dévotion, et, s'il sait qu'il lui est interdit de prendre
la queue d'une vache pour s'aider à passer à gué
une rivière rapide, il n'ignore pas non plus que la
chair des *griffons* a des vertus que ne dépassent
point celles de la corne des *chevaux ailés* — de
plus Bouddha l'a visité en songe, et il sait qu'après
sa mort, son corps ne sera ni jeté aux Esturgeons
du fleuve jaune, ni exposé sur le sommet d'une
montagne, ni brûlé, ni mangé par les vers de la
terre de Poba (le Thibet), mais qu'il sera coupé par
morceaux et donné en pâture aux chiens! ce qui
n'arrive qu'aux gens dont la haute qualité est constatée par un globule rouge au bonnet, ou une
plume de paon. Dans la certitude d'un sort si beau,
son cœur se dilate, son orgueil déborde, ils se
compare aux plus grands hommes, et, pour se représenter à lui-même par une figure saisissante et
digne de ses mérites, il lève fièrement *le pouce de*

la main droite et se dit : *je suis ainsi !* (V. Jacque-
mont, Huc, etc.)

Les Corses, race opiniâtre, *de parti pris*, et
non, comme nos Bretons, par suite d'un *instinct*
obstiné, ont tous le pouce très-grand.

En Vendée, un *gros pouce* est regardé comme
l'indice certain d'une aptitude marquée pour les
sciences occultes. Selon les paysans du Bocage, il
n'est point de sorcier qui n'ait l'œil tournoyant *et
les pouces larges :* L'œil tournoyant, à cause de la
malicieuse mobilité de son esprit ; et les pouces
larges, parce que c'est sur les pouces qu'il appuie
la partie supérieure de son corps, quand, après
s'être transformé en loup-garou, il va, la nuit, hur-
ler et caracoler sur les chemins en croix.

Avec un petit pouce et les doigts lisses, *quelle
que soit la forme de la phalange extérieure* (notez
bien ceci), on aura en soi, je ne dis pas *nécessairement* le talent de la poésie ou de l'art, mais à coup
sûr le germe de ces choses. — Seulement, entraînées qu'elles sont vers l'idéal, les phalanges coniques tendront à une expression, ou, si vous l'ai-

mez mieux, à une manifestation plus spiritualiste
que spirituelle. — Ainsi Raphaël, le Corrège, Pérugin, etc. ; ainsi le Tasse, Georges Sand, etc. —
Et les autres, j'entends les phalanges en spatule et
carrées, attendu qu'elles sont entraînées vers le
vrai et le réel, c'est-à-dire vers l'*ordinaire*, dans la
sphère des choses, et vers l'*usage* dans la sphère
des idées, tendront à une expression plus spirituelle que spiritualiste, comme les Téniers ou Cal-
lot, comme Scarron, Regnard, Lesage, Béran-
ger, etc., qui ont plutôt le secret de l'expression
de la vie que celui de l'expression *du beau*. Ils intéressent l'esprit, quelquefois le cœur, jamais *l'âme*.
On les goûte, on les aime, on ne les *admire* pas.

Les mains coniques ou pointues, *à grand pouce*,
procèdent dans l'art par la méthode, la logique, la
déduction, à peu près comme font les mains carrées à petit pouce. Ainsi David (le peintre), ainsi
Voltaire, Fontenelle, etc., gens peu naïfs.

Si donc vous vous ressouvenez de ce que j'ai dit
des signes attachés aux nœuds et aux phalanges ex-

térieures, vous reconnaîtrez qu'il est trois fois prédestiné à la poésie celui qui joint à des phalanges
coniques, des doigts lisses et un petit pouce. — Et
que celui qui, à des phalanges carrées ou en spatule, joint des doigts noueux et un grand pouce, est
trois fois prédestiné aux sciences.

Il est plus facile aux grands pouces, vu l'intensité de volonté dont ils sont doués, de franchir les
limites de leur nature, qu'aux petits. — Aussi
beaucoup de philosophes et de savants ont-ils for-
mulé leur système en vers plus ou moins poétiques.
— Il n'est point, au contraire, de poète éminent
qui ait excellé dans les sciences abstraites.

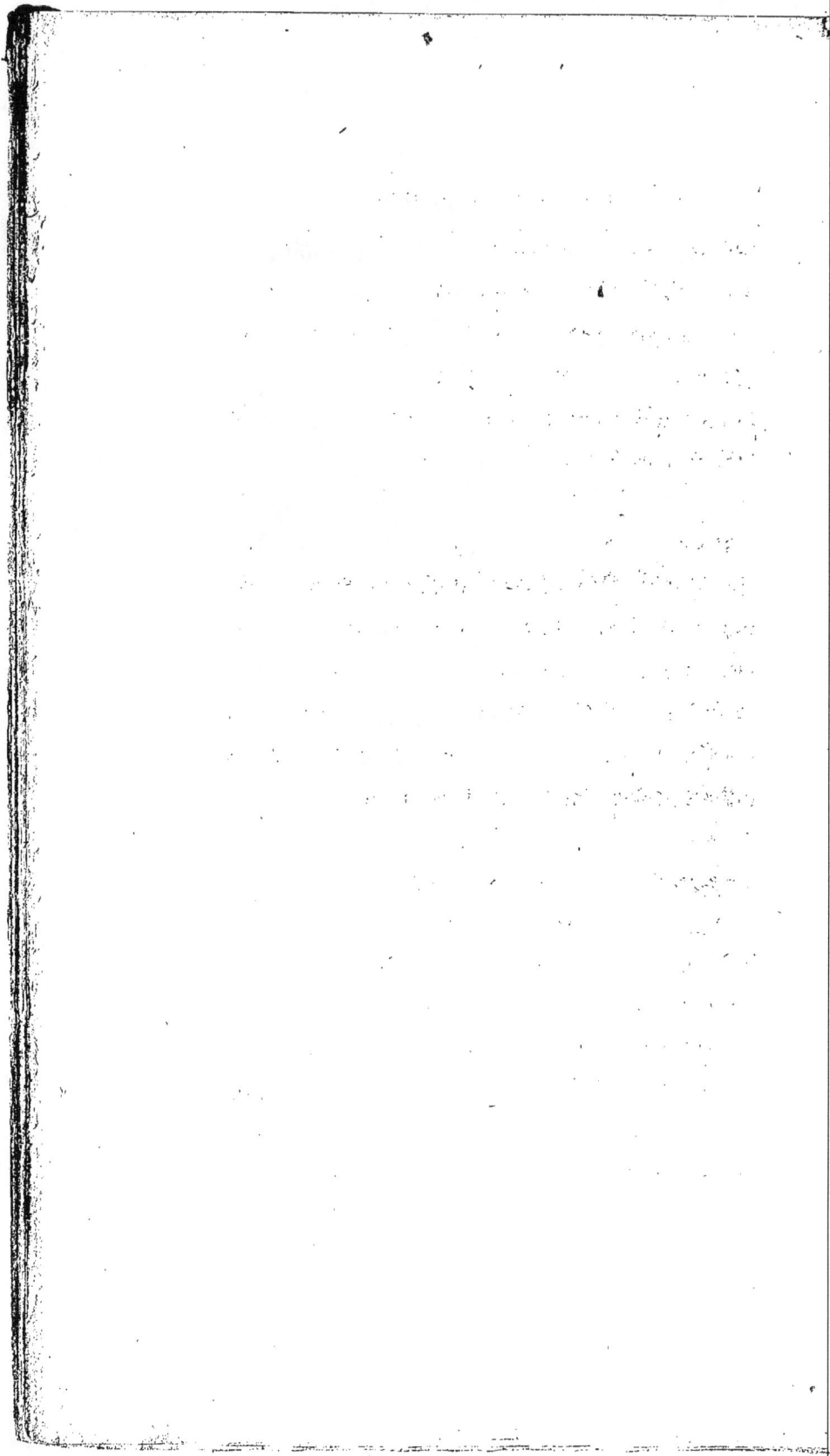

V

Les mains dures, les mains molles.

Deux mains ont la même épaisseur, la même largeur, le même développement et se terminent également en spatule (par exemple); seulement, l'une est souple jusqu'à la mollesse, l'autre est ferme jusqu'à la dureté.

Vous comprenez qu'il s'agit ici de tempérament, de complexion, et que, quoique la tendance intellectuelle de ces mains soit la même, à cause de la phalange en spatule, leurs aptitudes et leurs mœurs seront pourtant différentes; car, comme

5

dit Fontelelle, un fond de ressemblance ne laisse pas de porter des différences infinies. Dans leur commun amour pour le mouvement, la main molle cherchera la dissipation dans une action modérée, et la main dure dans une action énergique. La dernière se lèvera avec l'aurore, l'autre appréciera les délices de la grasse matinée ; comme dans leurs plaisirs, l'influence de leur organisation se fera sentir dans le choix de leurs études et de leur profession.

Les artistes à main ferme, tendent aux idées de fond, et leurs œuvres ont plus de virilité que celles des artistes à main molle. Les artistes à main molle, plus influencés par les objets extérieurs, agissent sous l'empire des idées de surface ; mais leurs œuvres ont plus de nuances, plus de diversité, plus de finesse que celles des artistes à main ferme. — La petite protubérance charnue, vulgairement appelée la *goutte d'eau*, qui occupe le milieu *des yeux de la main.* c'est-à-dire des phalanges extérieures, est généralement plus saillante, plus délicate chez eux que chez les autres, Or, c'est dans cette *goutte d'eau* que résident les organes les plus exquis du *sens du tact*, lequel est, par excellence, le sens du jugement, et, par conséquent, le symbole du *tact moral*.

Paris tire de la Picardie de beaux laquais massifs, aux joues rouges, aux cils quasi blancs ; de jeunes apprentis au front déprimé qui, tout à la fois crédules et défiants, têtus et bornés, procèdent, conformément à leur instinct, par l'inertie où l'opiniâtreté. La vulgarité, qui est le caractère saillant de la physionomie picarde, brille sur leur face dans tout son lustre. — Nés sous des toits de chaume groupés en villages, boueux et délabrés, où les revenants traînent, la nuit, leurs chaînes et leurs suaires, ils se distinguent par une grande maladresse manuelle, par une forte dose de vanité honteuse et sournoise ; enfin, par je ne sais quelle sorte de franchise *étourdie* (particulière à leur nation), qui ne participe pas moins de la malice que de la bêtise.

Leurs mains sont grandes, rouges et très-fermes.

Caillaud (Voyage à Méroë) parle d'une nation de

nègres du Sennaar, où les plus riches n'ont pour
tout vêtement qu'un morceau de peau de chevreau
qu'ils s'attachent sur les reins. Les nobles, pour se
distinguer du peuple, suspendent une petite son-
nette à cette peau.

Attendu leur extrême indolence, je suppose que
ces bonnes gens ont tous la main très-molle.

Dans les immenses forêts qui bordent le Dniéper,
on trouve çà et là de petites villes en bois d'un aspect horrible. Des Juifs et de rudes bouviers les
habitent. On y nourrit des meutes de chiens gigantesques, qu'on lâche la nuit pour repousser les at-
taques des loups.

A part les mains des Juifs, nation vouée au trafic,
toutes celles qu'on voit dans ces repaires sont extrêmement dures.

« Sous l'empereur He-Sou (en Chine), les hommes vivaient en paix, sans trop savoir ni ce qu'ils
faisaient, ni où ils allaient. Ils se promenaient gaie-
ment en se frappant doucement le ventre, comme
si c'eût été un tambour ; et, ayant toujours la bou-

che pleine, ils goûtaient une joie pure ; ils ne con-
naissaient point encore ce que c'est que de bien ou
mal faire : »

Mains molles.

Ces races avachies, au visage bariolé de sable
rouge et de suie, dont Levaillant loue et révère la
croupiscente indolence :

Ces moines surnourris, Caryatides à gros ventre
des saintes cuisines de l'Eglise, si célèbres par
leur amour pour les stagnantes délices d'une paresse somnolente, par les sarcasmes d'Erasme et de
Rabelais :

Ces concierges aux joues pendantes, qui, tapis
derrière un châssis vitré, passent, comme l'huître,
leur innocente vie à ouvrir et à fermer une porte :

Mains molles :

La chasse aux bœux sauvages, dans les hautes
herbes des Savanes de la Plata, est l'unique passe-
temps, l'unique industrie des Gauchos (prononcez
gaoutchos), lesquels, un lacet de cuir à la main, et
les pieds armés d'éperons énormes, se livrent à cet
exercice, montés sur des étalons sauvages. C'est

une race nerveuse, agile, irritable, prompte aux
voies de fait sous des dehors flegmatiques, que dé-
vore la soif des noises et du mouvement, des horizons sans borne et de la liberté. Une peau de
bœuf ou de cheval leur sert de lit; la tête dessé-
chée d'un cheval ou d'un bœuf leur sert de siége:
et ils n'ont pour étais, pour supports, pour chevilles, pour combustible, etc., que des os de bœuf
ou de cheval.

Mains très-dures.

Peut-être aurez-vous remarqué que le goût de
l'agriculture, de l'horticulture, nous gagne à mesure que nous vieillissons. Ce goût, faible d'abord,
combattu qu'il est par les derniers sourires éclos
sous les ombrelles de soie, par la main que glisse
encore dans nos cheveux l'enthousiasme patriotique,
poétique, scientifique, grandit peu à peu, et se développe en raison de l'affaiblissement des facultés
de notre imagination; et c'est quand nos mains
raidies, comme ossifiées, et devenues presque
insensibles, offrent la fidèle image de notre intelligence appauvrie, que cette manie de labourer,

de jardiner, nous domine avec le plus d'empire.

Nous devenons également plus rangés, moins crédules, plus logiques, à mesure que les nœuds de nos doigts se dessinent et se montrent davantage.

Sans ignorer l'amour, les mains très-dures ignorent assez souvent la tendresse. Les mains molles, au contraire, sont plus capables de tendresse que d'amour.

Le cal de la main, presque toujours, jette une ombre sur l'esprit.

Parlez-moi de mains fermes sans dureté, et élastiques sans mollesse. Elles accusent une intelligence plus étendue et plus active que les autres, en ce sens qu'elles mènent de front la théorie et l'action ; sans compter que, quels que soient les travaux matériels auxquels elles se livrent, elles ne durcissent que difficilement ; tandis que la main *naturellement* très-ferme acquiert vite, au contraire, un grand surcroît de dureté.

Il en est de même de la peau des chevaux de race, qui, quoique beaucoup plus fine que celle

des chevaux communs, s'altère toutefois moins facilement.

Admirable prévision de la nature, qui a armé
les êtres d'instruments d'une trempe d'autant plus
fine et plus parfaite, que le but vers lequel elle les
pousse est d'un ordre plus relevé.

Selon leur tempérament donc, je le répète, les
individus appartenant à un même type se partagent, *dans la mesure de leur intelligence* (notez bien
ceci), les sciences et les travaux qui sont du ressort
de ce type.

Ainsi, bien qu'également constitués pour la
course, les sveltes étalons nés sur les hauts pla-
teaux de l'Arabie intérieure (le Nejd) ne sont pas
tous doués de la même vitesse : ainsi, pour être
très-inégaux en force, le chat de gouttière et le tigre
royal n'en appartiennent pas moins à la même
espèce ; comme Lavoisier, c'est des doctes mains
de la science que Jean-Marie Farina, de Cologne,
a reçu son ridicule laurier (1); et enfin, comme dit
Sganarelle, il y a fagots et fagots.

(1) Voir ses Prospectus.

Vous ne conclurez donc pas, de ce que vous joignez un grand pouce à des doigts noueux et en spatule, que vous êtes propre à tous les métiers, à toutes les sciences pratiques ; ni, de ce que vous avez, avec un petit pouce, des doigts lisses et pointus, que vous êtes aptes à tous les beaux arts : non ! la pratique d'un art ou de quelques arts, la pratique d'une science ou de quelques sciences (dans un degré, encore une fois, conforme à l'étendue des facultés de chacun), absorbe communément la dose de génie dont Dieu a doté la généralité des hommes. On a pourtant vu des individus comme César, Napoléon, Michel-Ange, Humbold, Voltaire, Cuvier, Leibnitz, etc., etc., embrasser le cercle presque entier des spécialités de leur type, mais ces exemples sont rares.

La grande et grosse main spatulée très-molle, en France, dans les classes moyennes de la société, et en dehors des excitations d'une haute éducation, se plaît dans le bourdonnement des cafés, et la gesticulation tempérée des clubs bourgeois. Planter un clou, étayer une table, tambouriner sur la vitre,

c'est sur ces nefs légères que, l'une après l'autre,
elle embarque insoucieusement les heures. La stupide béatitude des petites villes lui est moins pesante qu'aux mains dures. Elle aime le bruit et le
mouvement des foires et des marchés. Vous la verrez suivre au pas cadencé, la mine haute et la
canne en l'air, l'errante fanfare des clairons de la
garnison. Vous la verrez, heureuse et calme, tour-
ner autour des jeux de dames, de trictrac, de billard, etc., et laisser à la main dure de sa race les
exercices pénibles et les plaisirs fatigants. Elle fait
peu, mais elle se délecte à regarder faire. Elle aime
dans l'inaction le spectacle de l'action ; elle ne
voyage point, mais elle aime la lecture des voyages, parcourant ainsi le monde à cheval, pour ainsi
dire, sur les épaules du voyageur. Comme d'Ar-
ville, qui alla partout sans sortir de son cabinet,
elle a, elle aussi, ses jambes dans sa tête.

Dans les intelligences tout à fait inférieures, les
types ne manifestent que peu leur influence *affir-
mative ;* il n'en est pas de même de leur influence
négative. L'aigle et l'autruche ont des pieds et des

ailes ; mais, pour échapper au chasseur, ou pour atteindre sa proie, l'aigle sait qu'il ne doit s'en fier qu'à ses ailes, et l'autruche ne s'en fier qu'à ses pieds. Les animaux connaissent tous le siège de leur force, tandis que beaucoup d'hommes (dans la sphère morale) ignorent où gît la leur.

C'est à l'éducation à le leur enseigner.

« Il n'y a dans le monde, dit Tseu-sse, commentateur de Confucius, que les hommes souverainement intelligents qui puissent connaître à fond leur propre nature, la loi de leur être, et les devoirs qui en dérivent.

« Pouvant connaître à fond leur propre nature et les devoirs qui en dérivent, ils peuvent, par cela même, connaître à fond la nature des autres hommes, la loi de leur être, et leur enseigner tous les devoirs qu'ils ont à observer pour accomplir le mandat du ciel.

Pouvant connaître à fond la nature des autres hommes, la loi de leur être, et leur enseigner les devoirs qu'ils ont à observer pour accomplir le mandat du ciel, ils peuvent, par cela même, connaître à fond la nature des autres êtres vivants et végétants, et leur faire accomplir leur loi de vitalité selon leur propre nature.

« Pouvant connaître à fond la nature des êtres vivants et végétants, et leur faire accomplir leur loi de vitalité selon leur propre nature, ils peuvent, par cela même, au moyen de leurs facultés intelligentes supérieures, *aider le ciel et la terre dans les transformations et l'entretien des êtres*, pour qu'ils prennent leur complet développement.

« Pouvant aider le ciel et la terre dans la transformation et l'entretien des êtres, ils peuvent, par cela même, constituer un troisième pouvoir avec le ciel et la terre. »

(Traduction de Pauthier.)

Je n'ai pas besoin de faire remarquer que ce Tseu-sse ne vivait pas sous l'empereur He-Sou. — A mon avis, ni Condorcet, ni Saint-Simon, ni Hegel, ni C. Fourier, n'ont mieux exprimé que lui leur foi dans la perfectibilité indéfinie de la nature et de l'humanité.

VI

Un mot sur la chiromancie.

La chiromancie, si dédaignée de nos jours, a été autrefois cultivée par des philosophes et des savants célèbres à plus d'un titre. Je citerai entre autres Platon et Aristote, Galien, Albert le Grand Ptolomée, Avicenne, Averroès, Antiochus-Tibertus, Tricasse, Taisnier, Bélot, Frætichius, Dépuruchio, etc., etc., qui, tous, nous ont transmis sur l'art de la divination par les lignes tracées dans la main, des réflexions et même de longs traités qui prouvent l'estime singulière qu'ils faisaient de la chiromancie. On lit qu'Aristote ayant trouvé sur un autel dédié à Hermès, un traité sur cette science *écrit en lettres d'or*, s'empressa de l'envoyer à Alexandre, comme une lecture digne de l'attention d'un esprit investigateur et élevé. Ce livre, rédigé en arabe, a été traduit en latin par Hispanus.

De quelques principes facilement admissibles, et acceptés par des médecins de renom, comme incontestables, les chiromanciens ont tiré des conséquences tellement absurdes, qu'ils ont fini par se discréditer même aux yeux des plus ineptes et des plus crédules. Toutefois, on trouve çà et là, dans leurs grimoires, des décisions, résultats d'observations répétées, qu'il convient d'admettre.

En voici quelques-unes :

Elles sont douées de sagacité, de curiosité et d'adresse, les personnes dont les doigts souples et élastiques tendent à se renverser en arrière.

Elles manquent de tenue dans l'esprit, celles dont les doigts mal plantés diffèrent tous de forme vers la phalange extérieure. Les chiromanciens les vouent à la misère et au babil.

Votre main levée devant une bougie ne laisse

voir ni jour ni transparence ; vos doigts charnus adhèrent dans leur exact parallélisme : c'est un signe d'avarice.

Les doigts très-courts et très-gros indiquent la cruauté.

Les doigts longs et déliés sont ceux des diplomates et des fourbes, des pipeurs, des aigrefins.

Le penchant au vol est indiqué par des phalanges extérieures *mousses et camardes*.

La curiosité, l'indiscrétion, sont l'apanage des personnes aux doigts lisses et transparents.

C'est un signe de loquacité et de légèreté d'esprit que des doigts lisses et coniques.

C'en est un de prudence et de capacité que des doigts forts et noueux.

Se promener en remuant les bras et en tenant les mains fermées est une marque de promptitude et d'impétuosité. L'habitude de tenir le pouce caché dans les autres doigts indique une humeur avare et sordide.

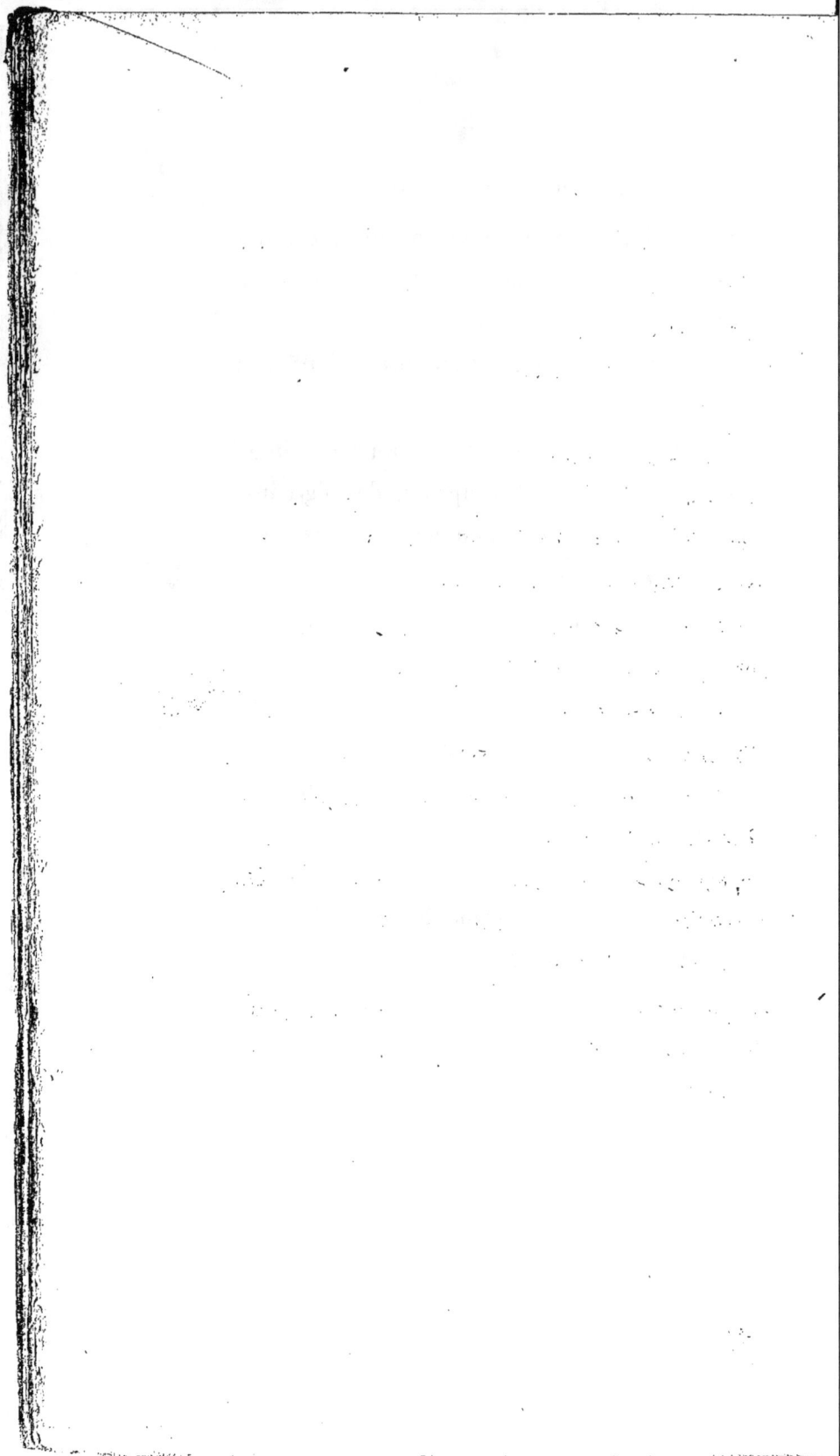

VII

Réflexions, explications, digressions.

Tel système exclusif d'éducation appliqué à tel
génie, ne lui enseigne souvent qu'à se nier et à
s'ignorer lui-même. — Heureux les hommes dont
l'*entraînement intellectuel*, après avoir été deviné,
a servi de base et de point de départ aux institu-
teurs chargés de la direction de leur enfance.
L'homme *appris*, chez eux, se confond avec l'homme
né ; une impulsion à la fois double et unique les
pousse et les soutient ; ils apparaissent sur la scène
du monde armés d'idées *acquises* que secondent des

6

instincts en harmonie avec elles ; et, tandis que le doute retarde et embarrasse dans leur marche ceux dont le génie a été combattu par une éducation illogique, ils atteignent, eux, sans efforts, dans toutes les carrières, les premiers rangs.

Mais combien est petit le nombre des jeunes gens auxquels il arrive d'être devinés assez à temps pour être bien dirigés ! et combien aussi est petit le nombre des précepteurs qui consentent, abdiquant tout système exclusif, à adopter un système à part pour chaque génie à part. Ce ne serait pas trop attendre de la sollicitude d'un père, mais cet effort, et il faudrait le ranger parmi les plus généreux, sera toujours au-dessus de la sollicitude vénale d'un étranger.

Si ce livre est utile à quelque chose, ce ne peut être, comme je l'ai déjà fait remarquer, qu'à fournir les moyens de reconnaître à des signes physiques, signes que j'ai décrits de mon mieux et assez clairement, si je ne m'abuse, la spécialité de l'entraînement caractéristique de chacun. A huit ans, à six ans même, la main d'un enfant est déjà assez développée pour qu'on puisse y lire à quoi la nature le destine : si c'est à la contemplation ou à l'action ; si c'est à la pratique des idées ou à celles des choses. — Que mes observations m'aient mis sur le chemin de la vérité, et la cause essentielle des mauvaises éducations disparaît.

A la forme de la patte d'un chien vous reconnaissez à quelle sorte de chasse il est particulièrement propre. On devine aux sabots d'un cheval sous quel ciel il est né, et par quelles qualités il se distingue. De même, en examinant avec soin nos mains, nous ne pouvons nous empêcher de reconnaître qu'elles nous résument parfaitement, et que le calque *matériel* qu'elles donnent de notre intelligence, ne saurait être *autre* ni d'une expression plus profonde et plus vraie. C'est dans ce sens et non dans celui que lui prêtent les chiromanciens, qu'il faut interpréter ce célèbre passage du livre de Job :

In manu omnium Deus signa posuit; ut noverint singuli opera sua.

La nature en donnant aux singes des instincts identiques, leur a, en même temps, donné des mains identiques, — et à propos de ces animaux imitateurs, j'ajouterai que les jongleurs, les prestidigitateurs, les mimes, les artistes dramatiques ont presque tous, comme eux, les doigts spatulés.

On dit d'un homme *qu'il a mis les pouces*, pour faire entendre qu'il a abdiqué jusqu'à la volonté d'agir.

La jeune fille *en donnant sa main* aliène sa liberté; l'homme qui se marie ne *donne pas sa main*, aussi ne jure-t-il pas obéissance, mais protection.

Il n'est guère d'injure *verbale* qu'on ne puisse pardonner, tandis que toute injure *manuelle* veut du sang. Ainsi ne pensaient ni Diogène, ni Jésus, mais l'homme a d'autres règles que les cyniques et les dieux.

Les anciens Perses, en signe de dépendance *absolue* tenaient leurs mains constamment cachées dans les manches de leur robe, en présence du roi. (Xénophon.)

Comme marque de renoncement, et pour exprimer la conscience que nous avons de notre faiblesse et de notre néant, nous *croisons* les mains en priant Dieu.

Car qu'est-ce qu'un homme sans mains?

Peu de chose, du moins suivant Lysandre, qui fit mettre à mort les Athéniens pris à Egos-Potamos, pour avoir décrété qu'ils feraient couper le *pouce* ou *la main droite* aux prisonniers de guerre que la victoire, sur laquelle ils comptaient, devait leur livrer. (Thucydide.)

C'est la main droite et non la main gauche qu'on lève en justice, parce que la main droite étant celle dont nous nous servons le plus, elle offre pour cette raison un résumé plus complet de notre valeur physique, intellectuelle et morale que la main gauche.

Ainsi l'intendant, dont le regard s'étend sur tout, représente mieux le maître invisible que le serviteur voué à d'insignifiantes spécialités.

La main de justice qui figure parmi les insignes de nos rois, représente une main droite.

Quand on pressent la colère de Dieu et l'approche du châtiment par lequel elle va se manifester, on dit qu'il va étendre sa *droite*, c'est-à-dire, frapper avec intelligence.

On baise la main des princes en signe de soumission, celle d'un père, d'un protecteur en signe de respect et de gratitude, celle des saints en signe de vénération, celle des belles en signe d'adoration. — Parce que la royauté, la paternité, la sainteté, la beauté sont des puissances *réelles*, et que toute puissance réelle assujettit et enchaîne.

D'où je conclus que la main est le symbole de toute force.

Il n'est guère de peuple que l'étude de la main n'ait plus ou moins préoccupé.

« Les êtres immobiles, dit Manou, sont la proie de ceux qui se meuvent; les êtres privés de dents, de ceux qui en ont; les êtres sans *mains*, de ceux qui en sont pourvus. — A quoi il ajoute : que la partie de la main située à la racine du pouce (j'ai dit qu'elle est le siége de la volonté *raisonnée*) est consacrée aux Védas (le livre par excellence), la partie du Créateur est à la racine du petit doigt (le doigt du cœur, lequel est toujours pointu parce que le cœur est toujours plus ou moins poète et par conséquent croyant), celle des dieux (probablement regardés comme symboles de l'action s'exerçant dans les arts, les sciences, les métiers, etc.) au bout des doigts. »

Je ne connaissais pas cette explication où mon système semble être en germe, quand j'ai arrêté les bases de ce livre.

Abd-el-Kader porte sur sa bannière une main rouge dans un champ d'azur foncé.

À Tripoli, on suspend une petite main de métal sur tous les objets, temples, maisons, palais, etc., qu'on veut préserver des effets du *mauvais œil*.

Les Turcs, race contemplative et inerte, n'ont su voir dans la main qu'une espèce de chapelet où les quatorze jointures tiennent lieu d'autant de grains.

Dieu est représenté par l'ensemble de la main, et chacun des doigts répond à un des cinq préceptes suivants : Croire en Dieu et à son prophète. — Prier. — Faire l'aumône. — Observer le Ramadan. — Et faire le voyage de la Mecque.

Les grandes mains sèches, ridées, très-noueuses et pointues, suscitent je ne sais quelle idée de grimoire et d'isolement qui n'a rien d'attrayant. — Quand la grêle, comme une populace qui s'insurge, comme une tribu de bohémiens qui décampe, roule et pétille à grand bruit sur le pavé des rues et la tuile sonore des toits, c'est une main de ce genre que la sorcière transie réchauffe en grommelant sous le duvet des chouettes.

Car la main a sa physionomie comme le visage ; seulement, comme cette physionomie ne réflète que le fond immuable de l'intelligence, elle a l'immobilité d'un symbole matériel. — Miroir des sensations de l'âme, du cœur, des sens et de l'esprit, la physionomie du visage a toutes les grâces de la variété, mais, comme jusqu'à un certain point, elle subit l'empire de notre volonté, rien ne peut nous garantir la vérité de ses manifestations ; tandis que l'autre garde invariablement l'expression, quelle qu'elle soit, de notre génie.

Il y a des mains qui donnent de l'amour et il en est qui provoquent le dégoût. J'en ai vu qui semblaient pleines d'yeux, tant elles avaient l'air sagace et pénétrant. D'autres, comme des sphinx, éveillaient une idée de mystère ; — celles-ci indiquent la sottise et la force jointes à l'activité, — celles-la indiquent la paresse, jointe à la faiblesse et à la ruse, etc., etc.

Des gens se croient l'esprit *sérieux* parce qu'ils ont l'humeur triste et chagrine — d'autres, comme l'abbé Galiani, semblables à ces pendules qui marchent bien, mais dont la sonnerie est dérangée, contredisent la sagesse de leur conduite par la folie de leurs discours — Joseph de Maistre se croit épris de la vérité, mais c'est la force qu'il aime. Son esprit est comme la tour de Pise, grand, solide et de *travers*. — Des personnes s'adonnent à la morale, non pour se rendre meilleurs, mais pour

en parler — d'autres ne prennent note que des
faiblesses des grands hommes : tout ce quelles savent de saint Vincent de Paul, c'est qu'il trichait
au piquet — celles-là, comme Balzac, parce qu'elles
ont l'esprit subtil, se croient spiritualistes — celles-
ci affectent de se cacher que personne ne connaît,
de se masquer, dont le visage est inconnu, etc., etc.
La main ne renseigne point sur ces nuances.

De toutes les statues antiques que possèdent les
musées de l'Europe, deux seules nous sont parve-
nues avec des mains, ou, plutôt, chacune d'elle
avec une main. Sans ces restes précieux, nous
ignorerions complétement comment les Grecs com-
prenaient la beauté de la main. Or, ils la voulaient
grande, avec des doigts lisses et forts, le pouce dé-
veloppé, la paume moyenne, la phalange carrée.

Telle est, du moins, l'unique main de l'admirable statue du fils de Niobé qu'on voit à Florence.

Les Grecs, environnés de nations barbares et
toujours exposés à voir leurs fragiles et remuantes
républiques anéanties par la guerre, faisaient avec
raison grand cas de la vigueur physique. Dans leur

éducation, la lutte, la course, le pugilat, l'escrime,
la natation passaient avant les exercices de l'esprit, ou du moins, marchaient de pair. Pour ces
motifs, l'idée qu'ils se firent de la beauté fut naturellement autre que celle qui nous est propre, à
nous que les mêmes périls ne menacent pas, qui
faisons la guerre avec des *armes de jet* d'un maniement facile et léger, et qui, nourris au sein du spiritualisme chrétien, sommes environnés de nations civilisées et chrétiennes comme nous.

L'abnégation et l'insouciance sont aujourd'hui
plus nécessaires à nos soldats que la force physique
et que la bravoure même.

Les grandes mains, surtout quand elles sont *dures,* sont un signe de force physique ; et, comme
les Grecs ne concevaient pas le *beau* sans la force,
c'était chez eux une beauté qu'une grande main,
de même que, chez nous, attendu le spiritualisme
qu'elle fait supposer, c'en est une qu'une petite.
Personne, d'ailleurs, n'ignore que les Grecs, à
quelque rang qu'ils appartinssent, allaient eux-
mêmes au marché, faisaient leur cuisine, et prati-

quaient une foule de travaux manuels rangés aujourd'hui au nombre des occupations viles. Ils s'y
livraient non-seulement sans répugnance, mais encore avec plaisir, à cause de l'esprit de détail que
j'ai dit être inhérent aux grandes mains. D'où je
conclus qu'en Grèce, non-seulement du temps où
les fils des rois gardaient les troupeaux, où les
princesses lavaient le linge, où les pasteurs de
peuples excellaient dans les métiers de rôtisseur
et de boucher, mais encore du temps de Périclès,
les grandes mains abondaient.

Les grandes mains à paume moyenne se proposent plutôt le fini et l'exquis que le grand. Les Grecs
n'ont fondé que de petits États, n'ont érigé que
des monuments de peu de surface.

A Paris, en dépit des énormes proportions de
leurs mains, les ouvriers tailleurs flamands, à
cause de la finesse de leur travail, sont extrêmement recherchés des maîtres.

Redouté, notre célèbre peintre de fleurs (genre

naturellement minutieux), avait de grosses mains de terrassier. Il riait de la bonhomie des poètes classiques de province, qui, concluant de la délicatesse de ses doigts par celle de ses œuvres, les comparaient à ceux de l'aurore *semant des roses*.

Les petites mains, au contraire, se proposent non-seulement le grand, mais encore le colossal — on dirait que l'homme se pique surtout de ce qui semble interdit à sa nature. C'est vers les naines que vole le cœur des géants, et vers les géants que vole le cœur des naines. Les pyramides, les temples de la Haute-Egypte et de l'Inde, ont été construits par des mangeurs de riz, de concombres, d'oignons, c'est-à-dire par les peuples les plus faibles et les mains les plus délicates du monde. Ces mains étaient petites et étroites, spatulées et sans nœuds, comme le montre les sculptures contemporaines dont ces édifices sont ornés.

Le statuaire Préault, parce qu'à un *petit* pouce il joint des doigts *lisses* spatulés, procède uniquement par l'enthousiasme et l'inspiration ; et comme sa main est fort petite (pour une main de sculpteur), l'ampleur, la force et l'énergie l'impressionnent plus que la mesure et la grâce — son cheval, du pont d'Iéna, emporte en s'élançant quasi tout le bloc paternel avec lui; ou plutôt il n'en sort pas, il y rentre. Ce n'est pas un cheval qui se cabre, c'est un rocher.

Balzac, avec ses grandes mains coniques compte les fruits de l'espalier, les feuilles du buisson, les poils de la barbe. Il se complaît dans les détails *physiologiques*, il eût inventé le *microscope*.

Madame Sand, dont les mains sont fort petites, excelle dans les développements *psychologiques*, ses détails même, ont de la grandeur. Elle eût inventé le *télescope*.

Il y a des lois qui semblent équitables, et qui ne le sont pas. La conscription est une de ces lois. La charge qu'elle impose, légère pour les mains en spatule, et à grande paume, est accablante pour les mains coniques et pointues, surtout si elles sont molles. Qu'importe aux mains à grande paume *dure*, la hideuse nudité des casernes, la brutale oisiveté des camps, la grossièreté, l'insipidité des aliments, l'obéissance passive, la vie automatique? qu'importe aux mains en spatule, et à grand pouce, ces éternelles chevauchées, et la morne activité des travaux de mines, de sappe, de tranchée, et la constante agitation des entreponts? Mais ce même bruit, ces mêmes tableaux, ces mêmes labeurs, sont, pour les âmes qu'annoncent les mains effilées et pointues, d'inépuisables sources de souffrances morales et physiques.

Et que penser de la loi indienne qui oblige le fils à embrasser, à continuer le métier du père! N'est-il pas évident que le législateur eût mieux fait d'ordonner que les hommes dont les mains se ressemblent, c'est-à-dire dont les *instruments* sont les mêmes, eussent à s'adonner à des travaux analogues?

Mais, si tyrannique et si opposée à la nature que soit cette loi, elle ne l'est pas plus que celle qui, chez nous, a fait de la *propriété* la condition *unique* de la capacité électorale. On sait de reste que la fortune s'acquiert plus vite et plus sûrement par l'habileté manuelle et l'emploi des forces et de l'activité physique, que par la pratique des sciences et l'emploi des forces et de l'activité morales;

en sorte que l'obligation du *cens* n'est, en définitive, que la sanction de la vieille usurpation des intérêts sur les principes, de l'industrie sur l'art, sur la science, sur la philosophie; des mains de métier sur les mains d'intelligence.

Depuis longtemps (1841), l'université de Caen, qui possède en grand nombre de très-habiles professeurs, ne compte, parmi toutes les personnes qu'elle emploie, qu'un seul électeur : le portier !

Il n'est pas bon qu'il en soit ainsi; il ne serait pas bon non plus que le contraire prévalût ; car la vie ne se gouverne pas par les idées élevées et philosophiques seulement, elle se gouverne aussi par les idées vulgaires et communes dont les *grandes* mains en spatule ont un sentiment beaucoup plus clair, attendu qu'elles n'en forment guère d'autres, que les mains en qui toutes sortes d'idées, et notamment les grandes, abondent. Il faut entendre chacun dans sa cause, et les gouvernements représentatifs, où tout instinct primordial a besoin, pour se produire, pour être admis à défendre les intérêts dont il est le principe, de satisfaire à des conditions en dehors de sa nature, ne sont représentatifs que de nom.

L'homme est un être mixte : il a une âme, il a un corps ; les agents qui servent son âme, les agents qui servent son corps, doivent être également écoutés. Il n'y a aucune raison valable d'éliminer les uns ou les autres de la participation aux débats dont le but est l'amélioration *physique* et *morale* de l'homme. Il y a des choses qui ne sont bien faites que par des mains et des instruments communs ; il y en a d'autres qui ne sont bien faites que par des mains et des instruments d'élite. On coupe mieux le papier avec un couteau de bois qu'avec une lame d'or ; on ne grave les pierres fines qu'avec des outils d'acier fin.

Aux États-Unis, où l'on connaît la valeur des couteaux de bois ou des esprits communs, des outils d'acier ou des esprits d'élite, les uns et les autres sont appelés à l'exercice de la souveraineté ; — et ce qu'il est résulté de ce concours, en moins d'un demi-siècle, de bien-être individuel et de prospérité publique, de grandeur morale et de puissance matérielle, prouve invinciblement qu'en fait de gouvernement et d'appréciation des facultés humaines, les États-Unis seuls sont dans le vrai.

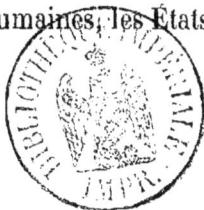

7

Il y a des vérités qui sont des vérités pour tous les types ; mais il en est qui ne sont des vérités que pour tel ou tel type. Les premières *rallient* les hommes, les autres les *classent* et les séparent : d'où la nécessité de la tolérance, et le devoir de ne point suspecter sans cesse la bonne foi d'autrui. Il nous faut tâcher d'aimer même ceux que nous tâchons en vain de comprendre, ne fût-ce que par curiosité, car l'amour mène à l'intelligence.

Je n'ai encore écrit qu'un petit nombre de pages, et je me suis déjà répété bien des fois ; mais ce n'a pas été sans intention. Il en est d'une idée nouvelle qu'on veut répandre comme d'une langue étrangère qu'on enseigne. Les mots, les formules, les principes, doivent être rappelés et répétés souvent, pour que l'oreille s'habitue à l'étrangeté des uns et l'esprit à l'étrangeté des autres.

Je passe actuellement à la description des types.

VIII

Les mains élémentaires.

Doigts gros et dénués de souplesse ; — pouce tronqué, souvent retroussé, paume (et c'est là leur signe le plus saillant et le plus caractéristique) d'une
ampleur, d'une épaisseur et d'une dureté exces-
sives.

Aux mains élémentaires, en Europe, le labourage, le soin des étables et la longue suite des travaux grossiers auxquels suffisent les confuses lumières de l'instinct. A elles la guerre, en tant
qu'il ne s'agit que de prouesses personnelles ; à

elles la colonisation, en tant qu'il ne s'agit que d'arroser machinalement de sa sueur un sol étranger. Enfermées dans le monde matériel, elles ne se rattachent guère à l'ensemble politique que par l'élément physique. Les convictions se forment en elles dans une sphère inaccessible au raisonnement, et leurs vertus tiennent le plus souvent à des facultés négatives. L'usage les gouverne et elles ont plus d'habitudes que de passions.

Dans celles de nos provinces où ces mains abondent, comme en Bretagne et en Vendée, *l'instinct* et la *coutume*, qui sont la base et le ressort du génie des campagnes, prévalent sur le raisonnement et l'esprit de progrès, qui sont la base et le ressort du génie des villes. Le labourage y est en honneur, et les métiers en mépris.

Vous ne vous aventurerez point dans ces contrées, ô vous qui aimez la vie ornée, les brodequins de soie et le son des guitares, la nuit, sous les balcons fleuris; les races au visage peint et aux cheveux flottants, les générations à l'humeur morose et au grand feutre évasé, qui, dans ces landes mélancoliques, qui dans ces champs de genets aux aigrettes d'un vert tendre, ont empreint la trace de leurs pas, n'ont rien laissé de mieux à la génération actuelle, que le luxe homérique de la cabane d'Eumée.

Etrangères à tout entraînement, les mains élémentaires indiquent des sens lourds et paresseux, une imagination lente, une âme inerte, une insouciance profonde. Elles étaient beaucoup plus communes dans les Gaules, quand le Renne et le Castor y trouvaient un climat conforme à leur organisation, qu'aujourd'hui.

Chez les Lapons, où elles sont en immense majorité, elles échappent aux maux inhérents aux latitudes polaires par l'*inertie*.

Des organes quasi-insensibles ne peuvent transmettre au cerveau que des idées imparfaites. L'homme visible n'est que l'image de l'homme invisible. Tel est le corps, telle est l'âme, et réciproquement.

Aux Indes orientales, pays d'or et de soie, con-

trée bénie, où la terre, inondée de soleil, éclate
chaque année en moissons généreuses, le législateur, dans l'intérêt d'une communauté formée de
rêveurs, de poètes, d'enthousiastes, a dû remé-
dier à l'absence quasi-complète du type *élémentaire ;* type par qui, dans le nord, et sans la moindre répugnance, les métiers de portefaix, de
boucher, d'équarisseur, de tanneur, de récureur
d'égouts, de vidangeur, etc., etc., sont généralement exercés. Les *parias* qui, chez nous, sont
d'institution *naturelle*, c'est-à-dire une production spontanée du climat, sont, au Bengale, d'institution *légale*, c'est-à-dire le produit factice d'une
combinaison *politique*. Certainement, sans la dé-
gradation morale, *systématiquement opérée par la
loi*, à l'endroit d'une notable portion de la nation,
les métiers tout à la fois très-utiles et très-abjects
que je viens d'énumérer, manqueraient aux Indes
de mains pour être effectués.

« Que le nom du soûdra (ou du paria), disent les lois de Manou, par le premier des deux
mots dont il se compose, exprime l'*abjection*, et
par le second la *dépendance*.

« Le porc, par l'odeur qu'il exhale, le chien, par son regard, le soùdra, par son attouchement, détruisent le mérite des œuvres les plus saintes.

« Un Soùdra, bien qu'affranchi par son maître, n'est pas délivré de l'état de servitude, car cet état lui étant naturel, qui pourrait l'en exempter ?

« Un Soùdra est déclaré par la loi ne rien posséder par lui-même, tout ce qu'il peut acquérir est la propriété de celui dont il dépend.

« Qui enseigne les Saintes-Écritures à un Soùdra se voue à l'enfer. Le sacerdoce, la guerre, les arts, le commerce, l'agriculture, sont interdits au Soùdra.

« Lorsqu'un roi souffre, qu'un Soùdra prononce des jugements sous ses yeux, son royaume est dans une détresse semblable à celle d'une vache dans un bourbier.

« Un Soùdra qui s'avise de prendre place à côté d'un brahmane doit être marqué au-dessous de la hanche et banni, ou bien le roi doit ordonner qu'on lui fasse une balafre sur les fesses.

« Que le roi fasse verser de l'huile bouillante dans la bouche et dans l'oreille du Soùdra qui au-

rait l'impudence de donner des avis aux brahma-
nes relativement à leur devoir.

« De quelque membre que se serve un Soûdra
pour frapper un supérieur, ce membre doit être
mutilé. Il aura la langue coupée pour une injure
verbale, *car il a été produit par la partie inférieure
de Brahmâ,* etc., etc. »

(Traduction de *l'Oiseleur des champs.*)

Hors des régions polaires, les vraies mains élémentaires ne se trouvent plus guères de nos jours,
en Europe, que chez les nations d'origine tartare
ou esclavonne ; mais elles y sont en nombre immense, et dans quelques localités, sans nul mélange
de types plus noblement significatifs. J'ai vécu dans
les cabanes enfumées de ces peuples, voués par
leur stupidité, comme les animaux aux pieds solides et non articulés, à un éternel esclavage, et je
les ai trouvés aussi insensibles au bien-être, aux
sévices, à l'oppression que les vils animaux avec
lesquels ils partagent leurs demeures.

Ils portent à la guerre un courage farouche et
tout animal.

Tels durent être les *Huns,* ces barbares que rien

ne pouvait tirer de leur terrible apathie que le spectacle des grandes cités en flammes, ou celui de leurs cavales lancées au galop, emportant suspendues à leur cou de jeunes filles nues, liées par les mains à leur crinière.

Ce furent les mains élémentaires qui substituèrent dans les Gaules, aux formes de la jurisprudence romaine, les épreuves par l'eau bouillante et le fer rouge. — Moyens proportionnés à leur intelligence et à leur sensibilité physique.

« Aussi sauvages que malpropres, les Lithuaniens, du temps de Tacite, ne possédaient ni armes, ni chevaux, ni même de cabanes. Il avaient pour nourriture les herbes des champs, pour vêtement une peau d'animal, pour lit la terre. Tout leur espoir était dans leurs flèches qui, au défaut de fer, étaient armées d'un os pointu. Hommes et femmes prenaient part à la chasse et s'en partageaient le produit. — Pour soustraire leurs enfants aux bêtes féroces ou à la pluie, ils les couchaient parmi les branches entrelacées des arbres : jeunes, c'était leur place de repos, vieillards, c'était leur dernier asile. »

On se fait aisément une idée des mains que, sous une telle latitude, de telles mœurs font supposer.

Mais au reste, ces mains ont été fort lentes à s'adoucir et à se modifier, c'est du moins ce qu'on peut inférer de quelques-unes des lois qu'elles ont promulguées au quatorzième siècle. J'en citerai plusieurs.

« L'homme surpris en adultère sera cloué contre une muraille par l'*instrument* de son crime ; on mettra près de lui un rasoir avec lequel il sera maître de se procurer la liberté.

« Le calomniateur sera condamné à se mettre à quatre pattes, et à aboyer pendant un quart d'heure, comme un chien.

« Il aura les dents cassées celui qui sera convaincu d'avoir fait gras en Carême, etc., etc.

Aux mains élémentaires, dans nos contrées, ces jardins aimés des abeilles, pleins de thym, pleins de légumes s'étalant en désordre parmi les violiers. — Où l'eau coule sur le cresson. — Où le merle siffle dans la haie. — Où tout verdit et fleurit pêle-mêle sous le sourire de Dieu.

A elles ces villes exhalant une odeur de paille et de bétail, — où l'on voit tout le jour de grands bœufs passer, — où scintille à chaque carrefour, devant une niche étoilée, la lampe de quelque saint aux bottes d'or et aux joues écarlates; — cités rustiques où abondent les cabarets, les arbres, les pigeons.

L'organisation élémentaire des Turcs, peuple venu de l'Asie moyenne, n'a reçu du temps (on verra plus loin pourquoi) presque aucune altération. — Livrés au *fatalisme*, et par suite à l'*absolutisme*, ils préfèrent, par un arrière-goût pour la liberté comme l'entendent les sauvages, aux gouvernements *réguliers*, dont l'action est nécessairement *continue*, les gouvernements *arbitraires*, dont l'action ne peut être qu'*intermittente*. L'instinct, aujourd'hui comme autrefois, les gouverne exclusivement — à titre de don de Dieu, — comme si la raison n'était pas aussi un don de Dieu. — Ils

regardent l'instinct comme le seul guide infaillible. Ils pensent, dans leur gravité vide, qu'il sup-
plée nécessairement à tout : à l'étude, à la réflexion,
à l'expérience, à la science. — Le favori de Mahmoud (le sultan civilisateur !) Achmed-Fevzi-Pacha,
avait été cordonnier, puis cafetier, puis porteur
d'eau, puis batelier, et probablement le commen-
sal bien-aimé des chiens errants de la ville impériale, quand ce prince, *frappé de sa bonne mine !*
jugea à propos de l'investir de l'emploi de porte-
pipe. De ce poste il passa à celui de bourreau du
sérail ; après quoi il fut nommé colonel dans la
garde, puis envoyé en ambassade à Saint-Péters-
bourg ; il est aujourd'hui capitan-pacha !

L'habile marin qu'il doit faire ! (1838.)

En 1821, on avait élevé à cette dignité le *Tcho-
banbachi*, ou chef des bergers, vieillard blanchi
dans l'immobilité enviée d'un melon sous cloche,
qui n'avait encore compté que des têtes de mou-
ton, et qui se laissa choir dans l'eau le premier
jour où il devait prendre possession du vaisseau
amiral.

M. Fontanier (Voyage en Orient), qui m'a fourni ce dernier trait, raconte en ces termes son arrivée à Sapanja, ville importante de l'Anatolie (ancienne Bithynie).

« Enfin nous entrâmes dans la ville, et je m'ins-
« tallai dans un café, seule hôtellerie de ces pays.
« Là, après avoir arrangé mon tapis, après m'être
« assis sur mes talons, tenant ma pipe d'une main,
« et de l'autre le café obligé, je liai conversation
« avec le maître de la maison, qui ne tarda pas à
« me dire que j'étais le bien venu, et à m'adres-
« ser une série de questions *auxquelles j'étais ac-*
« *coutumé*, et dont les réponses étaient prêtes :
« Qu'y a-t-il? que n'y a-t-il pas? d'où venez-
« vous? où allez-vous? avez-vous un teskéré (pas-
« seport)? avez-vous beaucoup d'argent? êtes-vous
« un espion?

« Quatre ou cinq voyageurs turcs, séparés de
« moi par une balustrade en bois qui divisait l'es-
« trade du café en divers compartiments, écou-
« taient avec indifférence et fumaient avec une
« imperturbable gravité. Puis chacun d'eux, sans
« autre effort d'imagination, m'adressa les mêmes

« questions dont il venait d'entendre les réponses.

« C'était pour moi une affaire de mémoire et sur-
« tout de patience, car ils eussent été vingt, qu'il
« m'aurait fallu vingt fois répéter les mêmes
« choses.

Et telle est, dans toutes les classes, la pesanteur
d'esprit des Turcs : lisez leurs contes, écoutez le
récit de leurs rêves éternellement remplis de bois-
seaux de diamants, de troupeaux de houris las-
cives, de trésors cachés et tout à coup découvert à
l'aide d'un enchanteur gagné par quelque acte
spontané d'hospitalité vulgaire, vous reconnaîtrez
que rien au monde ne leur est plus antipathique
que le travail *moral*, qu'ils mettent hors de cause
au moyen de la *fatalité*, et que le travail *manuel*,
contre lequel ils protestent par leur amour et leur
foi dans les talismans.

Cette manière de sentir, ils la doivent à leur
organisation physique, laquelle doit sa perma-
nence à leurs institutions civiles et religieuses. Ils
sentent eux-mêmes que toute tentative pour les régénérer *comme nation*, serait inutile, et que les
eaux de la civilisation, comme nous l'entendons,

leur seraient aussi mortelles que celles de l'Océan aux poissons de rivière.

On disait à Faslé-bey, colonel de la garde du sultan, en 1837 (Poujoulat, Voyage en Orient), que la réforme de Mahmoud paraissait faire des progrès. — Les Osmanlis, répondit-il, restent enfoncés dans leurs préjugés ; ils sont comme des fous à qui l'on montrerait la bonne route et qui prendraient le chemin de traverse.

Mais nous voyons beaucoup de Musulmans, reprit-on, vêtus à l'européenne, et cela prouve qu'ils veulent se civiliser.

— Ces Musulmans, répliqua Faslé-bey, sont semblables à des hommes qu'on habillerait en musiciens et qui n'auraient aucune notion de la musique. La Turquie est en ce moment dans une situation bien misérable, elle est comme une citerne dans laquelle on puiserait toujours sans y remettre de l'eau.

— Vos idées sur ce pays sont bien tristes.

Il répondit par ce verset du Coran.

« Aucun peuple ne peut avancer ni reculer sa

« chute ; chaque nation a son terme fixé ; elle ne
« saurait ni le hâter ni le retarder d'un instant ;
« Dieu seul est éternel. »

Chrétien, l'homme *espère* — force active, —
Mahométan, il se *résigne* — force négative.

Il est dans la nature de chaque type (je reviendrai quelquefois sur cette observation) d'abonder
dans son génie et de se défier de ce qui s'en écarte.
Où se montre la combinaison s'appuyant sur la
science, l'*instinct* s'effarouche. Chez les peuples où
le type élémentaire domine et gouverne, on se
pique de ne savoir ni lire, ni écrire : on y prêche
un dieu ami de l'ignorance et des pauvres d'esprit.

En Barbarie, la possession d'un livre est regardée comme un crime.

Aux yeux des Turcs, la folie est vénérable et
sainte.

Chez les Calmouks, chaque famille a sous sa
tente une machine appelée tchukor, dont le cylin-
dre couvert d'hymnes et de prières écrites, est mis
en mouvement au moyen d'un mécanisme qu'on
remonte comme un tournebroche. Cette machine,

en tournant, loue et prie Dieu pour toute la famille.
C'est là gagner le ciel d'une manière commode et
sans y mettre trop du sien.

Des peuples ont laissé une mémoire glorieuse
pour avoir excellé dans l'équitation, comme les
Perses, les Parthes, les Thessaliens, etc.; ou pour
avoir élevé des monuments indestructibles, comme
les Cyclopes, les Égyptiens, etc.; ou pour être de-
meurés libres et avoir vaillamment maintenu chez
eux la forme démocratique, comme les Athéniens.
— Or, nous savons des Sybarites qu'ils dressaient
admirablement les chevaux, qu'ils vivaient en république, qu'ils savaient tailler avec précision et
superposer dans un ordre à la fois grandiose et élégant, des pierres d'un poids énorme. — Cependant, le nom de sybarite, rangé aujourd'hui parmi
les épithètes dégradantes, n'est plus appliqué qu'à
titre d'injure. — D'où vient cela ? Est-ce parce
qu'ils couchaient sur des lits de roses ? Mais, outre
que de pareils lits ne pouvaient être d'un usage général, un lit de roses ne vaut pas un lit de paille,
et constate bien plutôt la recherche et le faste

8

que la mollesse et la sensualité. Non? mais les Sy-
barytes, riches et civilisés, ayant été détruits par
des *barbares*, ont été calomniés par leurs vain-
queurs, qui exécraient en eux les instincts de la civilisation : de même que les Cimbres et les Teu-
tons (1), qui ont été anéantis par des hommes civilisés ont été calomniés par leurs exterminateurs
qui haïssaient en eux les instincts de la barbarie.

Comme celui des autres types, le génie du type
élémentaire, tout en restant invinciblement attaché
aux entraînements de sa nature, se modifie et se
transforme néanmoins selon les lieux et les temps,
— C'est-à-dire selon l'état *actuel* et *local* des tem-
péraments.

La Grèce encore barbare et gouvernée par l'*instinct*, comme toute société vivant à l'état de syn-
crétisme, l'a vu sous les traits formidables de Po-
lyphème. — Plus tard, elle l'a revu paré de la
grâce naïve et reposée des mœurs bucoliques,

(1) Ils arrosaient du sang humain l'autel d'un bœuf de cuivre, leur principale idole, mais ils étaient d'ailleurs justes,
continents, braves, dévoués à leurs chefs et à leurs amis.

8

— Caliban, dans la farouche et brumeuse Angleterre. — Mœlibée, sous les pins odorants des campagnes Sabines.—Sancho, dans le joyeux brouhaha
des hôtelleries castillanes, ne sont après tout que
des incarnations diverses de ce même type.

Le général Rapp me semble avoir été la meilleure expression du type élémentaire conique, tel
qu'il s'est manifesté dans les hautes classes de notre
société sous l'empire. C'était un homme replet,
épanoui, coloré, de haut relief, de mœurs à la fois
somptueuses et rustiques, théâtrales et soldates-
ques, qui, à défaut d'un lit à estrade et d'un service en vermeil, exigeait une botte de paille et une
cuillère de bois. A Dantzick (1812), où nous ne l'appelions que le pacha, à cause de son faste et de son
genre de mérite, celui du sabre, il aimait à se promener en calèche découverte, magnifiquement
vêtu, plutôt étalé qu'assis, avec sa maîtresse, allemande minaudière aux pommettes saillantes, à laquelle les généraux sous ses ordres faisaient la cour
comme à une reine. Ses festins splendides, où
figurait chaque jour un plat hypocrite et dédaigné

de chair de cheval bouillie, insultaient à la misère
du soldat, à qui il donnait volontiers de l'argent
de la main à la main, mais que, dans son incurie,
il abandonnait à la rapacité des scribes et des
vivandiers. Au théâtre, où l'épaulette subalterne
ne pouvait se produire qu'au parterre, huit à
dix loges étaient affectées à sa bruyante et insolente
livrée. De même que ses gens, sous le saule ruisselant de leur panache en plumes de coq, n'avaient
jamais que son nom à la bouche, le nom de l'empereur son maître !!! était toujours dans la sienne.
Il devait son avancement d'abord à son fétichisme
exalté pour le héros de brumaire, puis à sa grande
bravoure, enfin à une manière de flatter brusque,
assaisonnée de je ne sais quelle bonhommie bour-
rue, qui lui avait réussi. Sans talents acquis, mais
non pas sans tact et sans finesse, il appelait en toute
circonstance la représentation au secours de son
ignorance et de son incapacité. Telle était pourtant
l'opinion qu'il avait de lui-même, qu'il nous croyait
largement payés de nos peines, et qu'il se regardait
comme étant quitte envers nous de tous soins,
quand il nous avait dit, à la parade, *qu'il était con-*

tent de nous. D'ailleurs bon homme, ennemi des discours apprêtés, serviable, abondant en apostilles, et le cœur, comme on dit, sur la main.

Les mains élémentaires sont, pour la plupart, plus accessibles aux charmes de la poésie qu'à ceux de la science. Ce fut aux lyriques accents de la voix d'Orphée et aux accords de la flûte d'Amphion que, dans le monde grec, les premières agglomérations d'hommes furent formées, et que les premières villes furent bâties.

Au fond des bois, ou sur les grèves désertes, la nuit, quand avec la tempête gronde la vaste mer, les fantômes, les spectres, les blanches apparitions s'approchent d'autant plus près des mains élémentaires que leurs phalanges extérieures forment un cône plus aigu. — Mais, quelle que soit la forme de cette phalange, la superstition a toujours beaucoup de puissance sur ce type. — La Finlande, l'Islande, la Laponie, etc., sont pleines de sorciers.

Les mains élémentaires que l'inertie et l'insensibilité n'ont pu préserver de la douleur et du chagrin, succombent d'autant plus vite à leurs atteintes, qu'elles sont généralement dépourvues de ressort moral.

IX

La main en spatule.

Je ne m'occuperai dans ce chapitre que des mains spatulées à *grand pouce*, c'est-à-dire de celles où l'instinct particulier à ces mains, pleinement sanctionné par l'intelligence *selon la tête*, selon la volonté raisonnée, se manifeste le plus clairement. Le lecteur attentif, d'après ce que j'ai dit des signes attachés aux petits pouces, se rendra aisément compte du génie *mixte*, départi aux mains spatulées que la nature a pourvues de ces signes.

J'entends par une main en spatule, une main

dont la troisième phalange de chaque doigt offre la
forme d'une spatule plus ou moins évasée. Qu'on
me passe cette syncope.

La main en spatule à grand pouce est sans doute
originaire des zônes ou la rigueur du climat et la stérilité relative du sol, rendent plus obligatoires que
dans le sud, la locomotion, l'action, le mouvement,
et la pratique des arts par qui la faiblesse physique
de l'homme est protégée.

Plus résolue que résignée, la main en spatule a,
pour combattre les obstacles physiques, des ressources que les mains coniques ignorent. Ces dernières, plus contemplatives qu'actives, préfèrent,
particulièrement dans le sud, les maux de la nature
aux peines du travail. La confiance qu'ont en eux-
mêmes les hommes spatulés est extrème. L'*abondance* est leur but, et non, comme les mains élémentaires, le *nécessaire* seulement. Ils possèdent
d'instinct, et au plus haut degré, le sentiment de
la vie positive; et ils règnent par l'intelligence naturelle qu'ils en ont, sur le monde des *choses* et
des intérêts matériels. Voués au travail manuel,
à l'action, et doués par conséquent de sens plus

actifs que délicats, la constance en amour leur est plus facile qu'aux cœurs tournés vers la poésie, et qu'influence plus que le devoir et l'habitude, l'attrait charmant de la jeunesse et de la beauté. — Les grands travailleurs, les grands navigateurs, les grands chasseurs, depuis Nemrod jusqu'à Hippolyte, jusqu'à Bas-de-Cuir, ont tous été renommés par leur continence.

La blonde déesse au front d'argent, Diane aux pieds blancs et à la taille svelte, dont l'immortelle vie consacrée à la chasse s'écoule dans la liberté et l'activité des bois : les Grecs en ont fait le symbole de la chasteté.

Avec des doigts lisses, les mains spatulées aiment l'élégance dans le comfort, mais l'élégance selon la *mode* plutôt que selon l'*art*.

Nos colons des Antilles, gens de luxe et de clinquant, du moins pour la plupart, qui trouvent le bonheur dans le mouvement et la dissipation, dans les salles de danse, de billard, d'escrime ; qui aiment à lutter d'opiniâtreté avec les chevaux rétifs ; dont la chasse, la pêche, les amours faciles sont les uniques passe-temps : ces colons, dis-je, nécessairement issus d'aventuriers amoureux du hasard et de l'action, ont, probablement tous (comme les élégants coureurs de coulisses et d'écuries de notre Jocquey-Club) les doigts en spatule lisses.

Les grosses mains en spatule sont en beaucoup plus grand nombre en Écosse qu'en Angleterre, en Angleterre qu'en France, en France qu'en Espagne, et dans les pays de montagnes que dans les pays de plaines.

Le peintre Ribera, que sa nature entraînait vers l'expression du laid, a toutefois donné, comme Murillo et Zurbaran, des doigts plus ou moins pointus à tous ses personnages ; ce qu'il n'eut certes pas fait, si la généralité des mains de son pays ne lui en eût fait une loi. Les gros doigts carrés et en spatule, abondent, au contraire, sur les toiles des maîtres hollandais et flamands.

La Galice et les Asturies sont les provinces d'Es-

pagne où l'on voit le plus de mains en spatule ;
aussi est-ce de leurs montagnes, de leurs rochers,
que sortent tous les muletiers, tous les gens de peine
qu'on rencontre dans la Péninsule.

Les Kabyles, dont le nom signifie : *enfants du
même père*, habitent, comme on sait, les versants
et les gorges du grand et du petit Atlas. C'est le
peuple le plus spatulé et aussi le plus laborieux et
le plus industrieux de toute l'Algérie. Les Bédouins
des plaines, race inerte et féroce, ne sont guère que
pasteurs ; leurs mains sont énormes. La superstition est le seul ressort dont ils sentent l'action.

Les Suisses ont en partage l'amour du travail, la
patience, l'opiniâtreté. C'est une race peu poétique, à qui Dieu, qui l'a jetée sur un sol en pente
où roulent les rochers et les avalanches, a départi,
en compensation, l'instinct de la mécanique et de
la dinamique.

« Les besoins de l'homme, dit lady Morgan, *sont
ses plus grands maîtres*, et les moyens adoptés pour

satisfaire ces besoins sont d'infaillibles indices de la position réelle d'un peuple sur l'échelle de la civilisation; car le plus haut point de raffinement social, n'est qu'un plus parfait développement de quelques ressources physiques ; et l'essor le plus élevé de la science humaine, n'est qu'une application plus judicieuse des facultés qui nous ont été données pour soutenir notre existence. »

Parmi les Russes, la main élémentaire est la plus commune, et parmi les Cosaques (peuple d'origine Mongole) la main en spatule. Les Russes vivent assis et voyagent en charriot ; les Cosaques vivent debout et voyagent à cheval. Les Russes sont merciers, taverniers, boutiquiers, banquiers ; les Cosaques sont artisans et fabriquent eux-mêmes les objets et ustensiles dont ils ont besoin. Les Russes doivent leur gloire militaire à leur discipline; chez eux, *elle est en commun* : chez les Cosaques, où l'on vise à la renommée par *des prouesses personnelles*, la gloire est *individuelle*.

Pour les raisons suivantes, on fonde avec les

mains en spatule, mieux qu'avec d'autres mains, des colonies durables.

A peu près insensibles à l'art et à la poésie, elles ne portent en elles que peu de germes de mobilité morale.

Elles ne tiennent guère au *sol* que pour les biens *matériels* qu'il produit.

Le travail manuel leur plaît, loin de leur être antipathique ; et il en est de même de l'action.

Elles souffrent de l'absence de l'abondance, mais elles ne souffrent point de celle du superflu ; car elles ne sont que médiocrement sensuelles. Elles fournissent plus de gourmands que de gourmets, plus d'époux fidèles que de galants Sigisbés, plus de frères Jean que de Panurges.

Leur passion pour la locomotion les rend insensibles, au moins relativement, aux ennuis, je ne dis pas de l'exil, mais de l'expatriation.

Apprises qu'elles sont, par la multiplicité des besoins qui assaillent l'homme dans le nord (leur zône natale) à compter beaucoup et avant tout sur elles-mêmes, elles ne redoutent nullement la solitude.

Enfin elles sont aptes aux sciences qui s'arrê-
tent au nécessaire physique, et ne prennent dans
la vie que ce qu'elle a d'immobile et de constant.

La France, après avoir peuplé de mains de ce
genre le Canada et quelques cantons de la Loui-
siane, *sentit* (ses sentiments l'ont souvent sauvée de
ses idées) qu'elle ne pouvait aller plus loin sans se
nuire — et l'Espagne, pour avoir transplanté presque toutes les siennes en Amérique, et s'être privée
par là, non-seulement d'instruments de guerre et
d'agriculture indispensables, mais encore du contre-
poids moral que les idées qu'elles représentent oppo-
saient aux idées mystiques, sensuelles, artistiques,
poétiques, a failli périr d'atonie et d'épuisement.

Et d'où vient le bon sens pratique des Américains du nord, si ce n'est *des mains de métier*, ré-
parties dans un espace qu'elles peuvent embrasser
sans s'énerver, et s'appuyant sur des institutions
en harmonie avec leurs instincts !

Sans l'intervention du génie du Nord, par les
mains flamandes et wallones, dans les affaires du

sud de l'Europe, au XVIe siècle, la gloire de Charles-Quint, à bon droit si haute, ne serait peut-être que celle d'un conquérant vulgaire. Certes, il doit une bonne partie de ce qu'elle a de solide aux qualités qu'il trouva dans ses Flamands, et qui manquaient absolument à ses sujets espagnols. Encore aujourd'hui, ces peuples se distinguent par des contrastes frappants. Les Espagnols sont prompts et violents, mais paresseux ; les Flamands, au contraire, sont lents et froids, mais laborieux. Les Espagnols ne sont opiniâtres que sous l'empire de la passion, les Flamands ne le sont que sous l'empire de l'intérêt. Sous un air d'inertie quasi stupide, les Flamands cachent une intelligence très-fine des choses positives; les Espagnols, sous une apparence de gravité flegmatique, cachent une imagination tournée vers les péripéties et les aventures. Les Flamands n'entendent bien que la vie réelle, et ils mettent leur orgueil à ne manquer de rien ; les Espagnols n'entendent bien que la vie romanesque et contemplative, et ils mettent leur orgueil à se passer de tout. — Avant les dons du travail, tels que la science et les richesses,

si chers aux Flamands, les Espagnols placent ceux
du hasard, ou plutôt de Dieu, comme la beauté, la
valeur, le génie, une naissance distinguée.

C'était avec ses Flamands, gens à grosses mains
carrées, que Charles-Quint conservait, exploitait,
organisait, administrait les terres qu'il avait con-
quises avec ses Espagnols, gens à mains sèches et
pointues.

Encore que l'amour de l'arbitraire soit au fond
des instincts de tout homme épris de la force matérielle, comme *l'action* a besoin de liberté, et que
les individus à mains en spatule sont tous gens
d'action, ou du moins de *mouvement*, la liberté,
partout où ils sont en majorité, comme en Angleterre et aux États-Unis, est *d'institution politique* ;
ce qui n'empêche pas (ce qui prouverait même) que
de tous les hommes du monde, les Anglais et les
Américains sont les plus enclins à l'individualisme
et à l'exclusiveté.

M. Dupin ainé, dont la devise est : *Chacun pour
soi, chacun chez soi*, a de grandes vilaines mains
noueuses spatulées.

C'est de la côte rémuante des mains en spatule que sortent ces éternels jaugeurs, ces impassibles toiseurs, dont l'admiration pour les œuvres de l'architecture se mesure au plus ou moins de surface des monuments ; le sentiment qu'ils ont du beau n'est pas dans la *forme*, il est dans les nombres. L'arithmétique les gouverne. Ce qui ne les *étonne* point, et ils ne s'étonnent pas de peu, ne leur plaît point ; mais vous les verrez infailliblement s'extasier devant ces monolites énormes, œuvres ou non, dont l'extraction, le transport, la mise en place, réveillent en eux des idées d'efforts physiques et d'industrie mécanique qui plaisent à leur esprit.

Dans le Nord, où les mains en spatule et carrées sont en majorité, l'*artiste* est effacé par l'*artisan* ; en Italie, en Espagne, en France même, l'artisan est effacé par l'artiste. Dans le Nord, il y a plus d'*opulence* que de luxe ; dans le Sud, il y a plus de luxe que d'opulence.

Vous êtes un homme cultivé, et pourtant vous n'aimez que médiocrement les lignes architecturales et les vieilles pierres sculptées. Une ville est belle,

9

à vos yeux, si elle vous offre de longues rues, se coupant à angle droit; des places carrées, bordées de maisons uniformes ; des promenades plantées d'arbres symétriquement taillés et minutieusement alignés. Quant aux statues, vous n'en exigez pas, et vous savez vous passer de bassins de marbres, de colonnes et de caryatides; mais vous tenez aux volets verts, aux trottoirs, aux murailles blanchies, aux portes peintes et ornées de luisants marteaux de cuivre. — Vous voulez que la cité, à la fois régulière et riante, respire la propreté, le bienêtre, l'ordre. Elle aura été bâtie et décorée par des gens de plus de sens que d'imagination. Rien de ce qui est *utile* et même confortable n'y manquera, mais la folle du logis y cherchera en vain sa divine pâture : la poésie. Or, cette prédilection annonce une main en spatule ou carrée ; c'est en Angleterre, en Belgique ou dans le nord de la France, pays où votre type est dominant, et où, par conséquent, le génie qui lui est propre est seul écouté, qu'il vous faudra établir votre résidence.

Allez donc ! et que cette inexorable symétrie vous soit légère !

X

Suite du même sujet.

Quand une idée domine la société, les hommes qui la résument, qui la personnifient, voient naturellement venir à eux la puissance, la richesse, et avec la puissance et la richesse, les femmes. L'idée se fortifie bientôt d'un nombre *d'adhérents par l'organisation et le sang*, bien au-dessus de ce qu'il eut été si cette idée ne fut pas parvenue à la domination.

C'est un axiôme, dans les haras, que l'étalon, ordinairement (non pas nécessairement) transmet à sa descendance son *intelligence* avec sa *forme*.

Jusqu'à un certain point, il en est de même de l'homme.

Seuls, ils demeurent immobiles, les peuples qui ont restreint le croisement des races par la réclusion des femmes et la division des masses en *custes*. Les pays où ces usages n'existent pas, ont progressé par la *guerre* (qu'un grand poète a appelée le *mobile* du genre humain) et les invasions ; tandis que ceux qu'ils privent de la salutaire injection du sang étranger, ont dégénéré, tout en ne se transformant pas, sous l'effet de ces mêmes causes. A un degré près d'affaissement très-marqué, les peuples des Indes orientales sont aujourd'hui ce qu'ils étaient du temps d'Alexandre.

Et pour le dire en passant, si la mesure du génie d'un homme peut être donnée par celle de la durée de son œuvre, quelle admiration ne devons-nous pas concevoir pour la haute et pénétrante intelligence qui a façonné le joug sous lequel, depuis cinq mille ans, toutes les générations qui se sont succédé dans l'Indoustan ont consenti à se courber.

Tous les ans, aux États-Unis d'Amérique, où

affflue de toutes parts le sang étranger, les lois sont
modifiées dans la mesure des changements surve-
nus dans le tempérament de la nation ; tandis qu'en
(Thucydide)
Chine et au Japon, empires hermétiquement fer-
més aux invasions de ce même sang, les lois (jusques...

race en spatule issue des Héraclides ; et les...
élastiques d'Athènes, au génie mobile et brillant

tateurs assis pour entendre disputer des sophistes,
qu'à des citoyens qui délibèrent sur les affaires de
l'État.

(*Thucydide.*)

Dans le pays de Léon, en Bretagne, dit M. Sou-
vestre, il existe des villages entièrement peuplés
d'hommes toujours en mouvement, toujours en
liesse, toujours en fête ; et d'autres entièrement peuplés au contraire, d'hommes constamment tristes,
refrognés et moroses. Il attribue avec raison cet
état de choses à la coutume religieusement suivie
dans chaque village de ne se marier que dans la lo-
calité.

Chez les Babyloniens, chez les Égyptiens, peuples
fameux dans l'antiquité par leur sagesse et leurs
lumières, la *prostitution* (jusqu'à ce que les différentes tribus ou familles dont chacune de ces nations était composée se fussent assez mêlées entre
elles) fut regardée comme un acte méritoire aux
yeux des hommes et des dieux. Publiquement
exercée sur le parvis des temples, elle comblait de

gloire et de considération les femmes qui s'y livraient.

Et de nos jours, dans les royaumes d'Achanti et
de Juida, empires que gouvernent des instincts mys-
térieux et auxquels le destin semble garder quelque avenir ; si une vague crainte de la colère des
dieux vient tout à coup à s'emparer du peuple, les
prêtres, en expiation du crime secret qui l'a cau-
sée, ordonnent une prostitution générale.

Tant la nature, pour arriver à ses fins, a de ressources physiques et morales.

Le *communisme*, comme l'ont défini et expliqué
quelques théoriciens de notre époque, ne serait
peut-être pas impraticable chez un petit peuple pur
de tout mélange de sang étranger. Et qu'était-ce
au fond que le gouvernement de Sparte ? sinon une
sorte de communisme savamment organisé ! — Or,
les Spartiates seuls, de tous les peuples de la Grèce,
n'admettaient point les étrangers au droit de cité.

L'époque étrange contenue entre le neuvième

et le douzième siècle, appartient exclusivement aux
mains en spatule *dures*. Charlemagne mort,
qui avait tâché de relever le *civisme* romain, elles
rentrent dans *l'individualisme* de leur nature. La
société qu'elles fondent, fractionnée en une infinité
de petits groupes indépendants les uns des autres,
ne parvient à la conception d'une idée qu'à l'aide
du signe extérieur qui la matérialise. A chaque
groupe son chef, son cri, sa devise, sa bannière;
à chaque profession un vêtement distinct. Sans ces
signes tout se confondrait, car, une égale ignorance
pesant sur tous, l'ordre et la civilisation, si civilisation il y a, sont bien plutôt dans les *choses* que
dans les *idées*. Du reste, toutes ces mains qu'enve-
loppent de lourds gantelets d'airain aspirent à la
domination. La guerre! elles veulent, elles appellent la guerre; la guerre, dis-je, ou du moins ce
qui lui ressemble! les tournois et la chasse. A elles
les longues chevauchées et les belliqueux tressaille-
ments du fer! Gloire et bonheur au fort, honte et
malheur au faible! Voici la lice ouverte! au bout est
le pouvoir, d'autant plus énivrant que la loi ni la
philosophie ne lui prescrivent point de limites. En

l'atteignant, on atteindra en même temps les seuls
plaisirs appréciés à une époque où les plaisirs intellectuels sont ignorés partout ailleurs que dans
les cloîtres : les plaisirs sensuels.

Les mains en spatule sont vaillantes, industrieuses, actives ; elles ont la force et le génie des mains
cyclopéennes. Elles forgent des armures impénétra-
bles. Elles couvrent le sol de tours crénelées qui se
dressent sur la crête des rochers à pic, que protè-
gent des eaux profondes et des bois sans issues.
Elles bâtissent d'immenses donjons, théâtres d'or-
gies et de scènes tragiques, repaires toujours hurlant, qu'elles attaquent, qu'elles défendent, qu'elles
se disputent avec un effroyable acharnement.
De loin en loin, les mains pointues vouées à la
prière et au *célibat*, entr'ouvrant les portes des
moutiers et des monastères, implorent les bienfaits
de la *paix* de Dieu. La *trêve* de Dieu, mieux obser-
vée, est du douzième siècle.

« Si ces mains avec toute la puissance n'eussent eu
toutes les femmes, leur règne eut moins duré,

elles s'étaient élevées, et, en quelque sorte, multi-
pliées par la hache et l'épée, et ce furent la hache
et l'épée qui, en les précipitant tour à tour et l'une
par l'autre du haut de leurs crénaux déserts,
mirent enfin un terme à leur brutale et sauvage
domination.

En Russie, les nobles ont de tels droits (coutume
ou légalité) sur les femmes de leurs terres, que la
population se ressent à peine de la vente qu'ils
font quelquefois de tous les jeunes paysans de leurs
villages. Or, ces nobles, espèce orgueilleuse et rampante, fastueuse et avare, pleine de vices, de ruse,
se disent d'une race supérieure à celle du peuple.
Ils travaillent donc à la ruine de leur influence, en
multipliant dans les masses le nombre d'individus,
déjà très-considérable, auxquels ils ont transmis
leur génie avec leur sang.

L'incontinence des grands est l'engrais où se développe le germe de la liberté des petits.

Dites aux gens qui se vantent de descendre en
ligne directe des robustes pourfendeurs du neu-

vième siècle, et qui en même temps se piquent de posséder une main fine et pointue, que ce sont là deux prétentions qui s'excluent l'une l'autre. Tout gentilhomme issu de vieille noblesse *d'épée*, a *nécessairement* la main en spatule. S'il l'a fine et pointue, il faut chercher la cause de cette anomalie dans l'intimité qui existait au moyen âge entre les châtelaines et les *chapelains,* ou dans celle qui, plus tard, ouvrit le boudoir des fringantes marquises aux abbés damerets.

Encombrées de valets débraillés et de chiens importuns, les demeures de la petite noblesse bretonne exhalent, comme du temps de Duguesclin, une odeur permanente de bétail et de fumier. Aussi étrangère aux idées nouvelles, que les peintres chinois aux règles pour eux incompréhensibles de la perspective, cette noblesse, que je crois très-ancienne, qui boit, qui sonne de la trompe, qui se connaît en bidets râblés, en bassets trapus, et qui ne se connaît qu'en cela, a les mains en spatule.

Les Tcherkesses regardent la chasse, le pillage,

les exercices militaires, comme les plus honorables
occupations de la jeunesse. Les lois, l'obéissance
leur sont inconnues, et ils se conduisent par la fré-
quence, et aux suggestions de la confiance et de
l'estime. Une Belle femme, un beau cheval, une
naissance illustre, un corps de fer, des armes bril-
lantes et qui rendent plus vaillant, vien qu'elles voient
passent aux yeux de toute la nation pour les plus
précieux des biens. La de self pourvoit aux
soins de l'affranchi, qui pourvoit à ceux du noble
qui, à son tour, pourvoit à ceux du prince. Le despotisme qu'on exerce fait tolérer celui qu'on subit.
— Mains en spatule.

(Klaproth.)

Chaque type, *dans les grandes décisions surtout*,
en réfère toujours, comme je l'ai déjà dit, à ce qui
abonde en lui. Vous avez vu les mains élémentaires tirer de *l'inertie physique* (en matière d'é-
preuve légale) des gages d'innocence ; en en appe-
lant à *l'adresse et à la force du corps*, les mains en
spatules *dures*, pensent en appeler *au jugement de
Dieu*. Et remarquez que

soient aujourd'hui les saillies caractéristiques de
chaque type, par les effets combinés du croisement
des races, de la civilisation et de l'éducation, si, de
deux personnes avec lesquelles vous conversez,
l'une se fait remarquer par un désintérêt profond
pour tout ce qui ne la touche pas immédiatement,
et l'autre par une sympathie spontanée pour les
prouesses, *louables ou non*, de la vigueur physique,
une paume très développée sera infailliblement
le partage de la première, et une main en spatule,
ou du moins barrée, le partage de la seconde.

De même que si les renards, que si les lions vivaient en société, la puissance appartiendrait nécessairement aux plus rusés parmi ceux-là, et aux
plus forts parmi ceux-ci, de même, chaque type,
quand il est dominant, quand il gouverne, ne
manque jamais de choisir ses agents dans tous les
genres, parmi les individus en qui son génie est le
mieux résumé. C'est ce qu'en d'autres termes je
viens d'exposer; mais cet essentiellement excen-
trique de chaque type, expliquant les diverses civilisations qui ont régné sur la terre, j'ai cru devoir
insister pour qu'il fût remarqué avec l'attention

qu'il mérite, — au dixième siècle, qui fut l'époque
de la civilisation selon les mains en spatule dures,
le corps puissant des prélats se recrute parmi les
gens de guerre et de science mécanique. Gerbert,
qui devint pape sous le nom de Sylvestre II, fut
élevé du rang de simple moine à celui d'archevêque, pour avoir inventé l'horloge à balancier.

Les douzième et treizième siècles subissent l'empire des idées psychologiques; les rênes du monde
sont dans les mains des prêtres et des théologiens :
ainsi Suger, Saint-Bernard, Abeilard, etc.

François Ier et Léon X sont réputés grands,
parce que leur goût, conforme à celui de leur
siècle, époque qui fut celle de la civilisation selon
les mains artistiques, les porte à mettre au-dessus
de tout, *le beau par la forme.*

Avec les mains carrées, triomphent au dix-
septième siècle le génie de l'ordre matériel et de
la science administrative; les peintres ne sont plus
envoyés en ambassade, ne parviennent plus au
cardinalat, Colbert et Louvois gouvernent. Voici
l'étiquette, voici l'arithmétique et la tactique qui
passent! chapeau bas, car elles portent le sceptre.

C'est aujourd'hui parmi les industriels, les avocats, les financiers, les publicains, que nous allons chercher nos représentants, nos ministres, nos hommes d'État. — Un nombre assez limité de principes, suffit aux sociétés humaines ; le Sud les a découverts et proclamés ; telle était sa mission. — Maintenant le temps des choses est venu : c'est au Nord, souverainement doué de l'intelligence de la matière, à les pratiquer et à les enseigner. Or, les publicains, les trafiquants, les ingénieurs, les industriels appartiennent quasi tous aux types du Nord.

Toutefois, l'avénement des mains en spatule *dures* à la tête de la société, en France, sous l'Empire, fut un malheur ; car il n'y a qu'une classe d'idées qui soit au-dessous de celles dont elles sont les instruments *nés*, — écoutez les vétérans de l'Empire et comprenez, si vous le pouvez, avec quelle faible dose d'intelligence on arrive à une grande renommée sous le régime du sabre et dans la pleine ferveur du culte de la force matérielle. Et pourtant, ô Joubert, ô Hoche, Marceau, La-

...fayette, Desaix, Kléber, magnanimes instruments des mains philosophiques qui fondèrent chez nous la liberté et l'égalité! hommes au noble cœur et au beau visage, à la fois nouveaux et antiques, âmes grandes et simples, austères continuateurs de ces Doriens qui demandaient aux dieux de leur donner le *bien* par le *beau*, votre gloire, devant laquelle nous nous prosternons aujourd'hui, qu'un rayon de liberté a dessillé nos yeux, en un instant pâli devant la leur, tant fut profonde l'aveugle et stupide ivresse où ils nous plongèrent à force de faux éclat, de mouvement et de bruit.

Nord.

Toutefois, l'avénement des mains en spathe durs à la tête de la société, en France, sous l'Empire, fut un malheur; car il n'y a qu'une classe d'idées qui soit au-dessous de celles dont elles sont les instruments nés, — écoutez les vétérans de l'Empire et comprenez, si vous le pouvez, avec quelle faible dose d'intelligence on arrive à une grande renommée sous le régime du sabre et dans la pleine ferveur du culte de la force matérielle. Et pourtant, ô Joubert, ô Hoche, Marceau, La-

XI

Continuation du même sujet.

Catholicisme et Protestantisme. — Lirysme. — Mysticisme.

Amoureuses de l'art, de la poésie, du roman, des mystères, les mains pointues veulent un dieu selon leur imagination ; amoureuses des sciences et de la réalité, les mains en spatule veulent un dieu selon leur raison.

Aux premières, avec les fêtes et la contemplation, le catholicisme ; aux autres avec les déductions rigoureuses et l'action, le protestantisme.

Le protestantisme s'est rapidement propagé dans

10

le Nord, où les mains en spatule abondent, et n'a guère pénétré dans le Sud que dans les pays de montagnes, où ces mêmes mains, pour les mêmes raisons, abondent également.

Attendu la douceur des climats et la fertilité relative des latitudes où elles fleurissent, les nations catholiques étant pour le moins aussi portées à l'amour que les nations protestantes, je dis que ce ne peut être que par une chaste répugnance de *l'esprit,* que pour satisfaire à un besoin de *pureté morale* plus impérieux chez elles que les exigences des sens, qu'elles s'imposent la gêne et les privations que *l'indissolubilité* du mariage et le *célibat obligé* des prêtres comportent. Certainement, les nations où ces deux institutions n'existent pas, si éthérée que soit d'ailleurs l'auréole de leurs artistes et de leurs poètes, sont douées de moins de *spiritualisme* que celles où elles existent.

On a dit que c'était pour reconquérir par la puissance attachée aux richesses métalliques, leur influence politique évanouie, que les protestants en France, après leurs revers sous Richelieu, s'étaient livrés avec tant d'ardeur à l'industrie et aux mé-

tiers : ce n'est pas mon opinion. Le même entraînement moral qui leur avait fait embrasser le protestantisme et qui les y faisait persévérer, devait les
pousser à l'étude des sciences exactes et à la pratique des arts mécaniques. Les gens de poésie
n'ont que faire de preuves en certaines matières ;
les organisations propres aux sciences, au contraire, pèsent tout, contrôlent tout et ne sauraient
croire sans preuves. Partout les protestants, non
pas à cause de leur culte, mais à cause de leur organisation, surpassent les catholiques dans les arts
mécaniques et sont surpassés par eux dans les arts
libéraux. Plus travailleurs, ils sont moins résir-
gnés.

Ce ne sont donc pas deux idées différentes seulement qui sont en présence dans les guerres de
religion, mais bien encore deux organisations différentes, deux races triées et obéissant à des instincts
diamétralement opposés.

Et c'est là ce qui rend ces guerres si cruelles.

Je ne dois pas oublier de faire remarquer que
nous ne sommes inférieurs aux Anglais dans les

arts industriels et la haute mécanique que depuis
la révocation de l'édit de Nantes. Denis Papin,
l'inventeur de la machine à vapeur à haute pression
et à piston, dut à cette époque, étant protestant, se
réfugier en Angleterre.

La Grèce et l'Italie, pays entremêlés de plaines et
de hautes montagnes, ont de tous temps et jusqu'à
leur entier asservissement, été livrés aux querelles
intestines et aux guerres civiles ; mais dans la
double carrière de la pensée et de l'action, les plus
beaux génies dont l'humanité s'honore sont sortis
de leur sein.

Dans le monde antique, les habitants des montagnes avaient d'autres dieux que les habitants des
plaines. Les dieux se sont confondus à mesure que
les races se sont mêlées. Aujourd'hui, l'Europe n'a
plus qu'un dieu, que les nations adorent avec des
formes froides et sévères, riches et graves, magnifiques et passionnées, selon qu'elles occupent la
Suisse et l'Écosse, la France et l'Allemagne, l'Espagne et l'Italie.

L'Ancien Testament, dont toutes les pages

(comme celles des Sagas, de l'Edda, du Havamal, des Niébelungen) respirent la guerre et le mouvement, l'énergie et l'action, est beaucoup plus goûté des peuples du Nord, et particulièrement des peuples protestants, que le nouveau qui, né au sein d'une génération asservie, et intéressée pour cette raison à déprécier les vertus de la force au profit de celles de la faiblesse, met au-dessus de tout l'abnégation, la mansuétude, le repos et la paix.

Dénués qu'ils sont par leur organisation du sentiment de l'art plastique, les protestants en rejetant les images, ont autant obéi aux lois de l'antipathie physique qu'aux suggestions d'une piété raisonnée. Quant à la poésie dont tout culte a besoin et qu'ils ne savaient pas voir dans l'art, ils la trouvèrent dans les saintes écritures *enfin traduites* par leurs soins. Les catholiques, de leur côté, n'ont point fait traduire leurs livres, en sorte qu'ils continuent à prier dans une langue qu'ils ignorent ; mais l'art leur parle un langage dont ils ont l'intelligence ; et ses œuvres, dont ils remplissent leurs églises, suffisent au défaut de la poésie de

la parole, pour entretenir dans leurs âmes l'enthousiasme et la ferveur. Ils possèdent à un plus
haut degré que les protestants le *sentiment* religieux ; mais *l'idée* religieuse est plus développée
chez les protestants. Le protestantisme fournit plus
de *docteurs*, et le catholicisme plus de *saints*. Le
premier pratique mieux la justice, et l'autre la
charité. Le premier doit être compris par l'esprit,
il parle aux penseurs, aux actifs, aux intelligents.
L'autre doit être compris par le cœur, il parle aux
rêveurs, aux simples, aux résignés. A ces derniers,
le ciel ; aux autres, la terre.

XII

Continuation du même sujet.

Les mains anglaises.

On remarque qu'un grand et profond silence règne sur les royaumes de la Scandinavie et de la Chersonnèse cimbrique, aussitôt que la portion la plus robuste et la plus remuante des populations que ces dures contrées nourrissaient, a enfin pris pied en Angleterre (et dans quelques autres États du *Sud moyen*) pour n'en plus sortir. Les peuples actuels de la Norwège, de la Suède et du Danemark, descendent des hommes relativement faibles et de mœurs paisibles, que les pirates, leurs frères, volant à la conquête et aux aventures, laissèrent derrière eux. Ces pirates qui, sans aucun doute, appartenaient tous au type en spatule *dur*, en mêlant leur sang au sang breton, lui ont communiqué leur ardeur pour la locomotion et le mouvement. Les Anglais sont les gens du monde qui aiment le plus à marcher, à chevaucher, à naviguer, à voyager, et c'est aussi parmi eux que le type en spatule est le plus multiplié.

Ce n'est pas sans raison que les Irlandais, amis des fêtes et des noises, gens de piaffe et de bouteille, qu'un rien enflamme, qu'un rien abat ; race douée d'une imagination mobile et colorée, d'un esprit peu essentiel, mais prompt, fin, subtil, se piquent d'une origine méridionale.

Je suppose que le type conique est très-commun parmi eux.

L'étonnement que cause aux Anglais notre entraînement pour ce qui orne, pour ce qui parle à l'imagination et au goût, n'est pas plus grand que

celui que nous cause leur éternelle préoccupation
du confortable et de l'utile. Ils ne mêlent l'art à
rien, l'art, dis-je, qui est un moyen *de faire valoir
le vrai ;* la **mode** leur suffit, c'est-à-dire l'autorité
nécessairement passagère d'une forme matérielle
règnant, pour ainsi dire, par elle-même, dénuée
qu'elle est de tout acquiescement *raisonné.* Leurs
maisons, leurs meubles, leurs bijoux, leurs ustensiles de table, de toilette, de chasse ; leurs instruments de musique, de mathématique, d'astrono-
mie, etc., accusent, dans leur aride perfection,
une telle préoccupation des hostilités possibles de la
nature physique, une telle pauvreté d'invention
artistique, une imagination si prosaïque et si terne,
que nous ne pouvons nous empêcher de les regarder comme un peuple à part, spécialement voué
aux entreprises et aux luttes commandées par les
taciturnes exigences de la vie matérielle.

On loue les Anglais de leur goût pour la campagne, comme si c'était en eux un goût acquis et
d'éducation ; il n'en est rien. Ils aiment la campagne, parce que, plus facilement qu'à la ville, ils

peuvent y satisfaire leur amour pour les exercices
fatigants, nécessaires à leur nature. Les Espagnols,
à qui le mouvement et l'agitation corporelle sont
antipathiques, préfèrent encore, plus que nous, que
notre climat et notre organisation convient à une
locomotion modérée, le séjour des cités à celui des
champs.

La parole ne suffit pas aux peuples artistes pour
exprimer toute leur pensée : ils accompagnent chacun de leurs mots, pour ainsi dire, d'un geste destiné à peindre vivement et rapidement, des nuances inaccessibles au langage. Plus un peuple est
artiste, plus il est prodigue des gestes ; aussi, les
Anglais qui n'ornent rien, et chez qui tout sentiment vivement exprimé est regardé comme une
affectation, se meuvent-ils tout d'une pièce, et ne
gesticulent-ils presque jamais en parlant. Ils ont si
peu le sentiment des rapports nécessaires de la
forme avec le fond, qu'ils n'aperçoivent pas ce qu'il
y a de ridicule et d'inconvenant dans l'action d'un
prêtre qui danse, chose fort commune en Angleterre. — En fait de costume, comme en fait de

manières (en dehors du riche et du correct dont la
nature leur a donné l'instinct), ils ne manquent jamais de confondre la singularité avec la distinction,
l'ostentation avec la grandeur, la froideur et l'in-
solence avec la dignité. Ils se pavanent dans leur
amour pour les prouesses bizarres et les gageures
grotesques ; dans leur goût pour les viandes fortes,
les vins forts, les étrangers de mœurs baroques ;
dans cette tranquille férocité qui leur fait un plaisir du spectacle de deux hommes jouant pour quelques shilings à s'entr'assommer. L'Europe que
tient éveillée le vacarme incessant de leurs clubs,
de leurs raouts, de leurs usines, se met aux fenêtres
pour les voir boire à pleins hanaps, s'empour-
prer la face, banqueter à outrance, s'essouffler
bêtes et gens à l'éternelle poursuite d'un renard, à
l'éternelle poursuite d'un écu ; et ils prennent le
morne et silencieux étonnement qu'ils provoquent
pour de l'admiration !

Les Anglais, dit M. Bulwer (dans *Pelham*) font de
leurs affaires un plaisir, de leurs plaisirs une affaire. Ils ne sourient jamais. Lorsqu'ils vous de-

mandent comment vous vous portez, ils ont l'air
de mesurer votre bière, ils ne cessent pourtant de
travailler pour se rendre agréables, mais comme
Sisyphe, le rocher qu'ils se sont donné tant de
mal à rouler au haut de la montagne, leur échappe
et revient vous cogner les jambes. Ils ont trouvé
le secret d'être *incivils*, même en étant *polis*. Leur
chaleur est toujours artificielle, leur froideur jamais. Tout en négligeant ce que l'artifice peut avoir
de charitable, ils en ont adopté la fausseté. Ils disent qu'ils abhorrent la servilité, et ils se confondent en adulations devant leur nobles. Sur le
continent, on peut sourire de la vanité d'une classe
et de la flatterie d'une autre, car cette vanité est trop
bien élevée pour insulter, et cette flatterie trop
pleine de grâce pour dégoûter. En Angleterre, au
contraire, l'orgueil de la noblesse qui, par paren-
thèse, est la plus moderne de l'Europe, vous renverse comme un orage de grêle, tandis que les
caresses de la bourgeoisie vous font mal au cœur
comme de l'eau chaude. »

Le type artistique conique est si rare en Angleterre, que là haute manifestation de ses instincts et

de sa logique, y choque le sens des masses. Byron,
qui appartenait à ce type, a dû aller chercher chez
les races poétiques de l'Orient la justice, l'estime,
le repos même, que ses compatriotes, entraînés par
le dur et prosaïque génie de leur latitude, s'obsti-
nèrent à lui refuser.

Notre nation doit au type artistique extrêmement
répandu chez elle, la verve et l'éclat qui la carac-
térisent ; mais, attendu le dédain de ce type pour
ce qui n'est qu'utile, elle lui doit aussi l'esprit de
frivolité qu'on lui reproche.

Les Anglais, que préoccupent sans cesse le *mieux
matériel,* changent et perfectionnent continuelle-
ment leurs machines et leur industrie ; pour nous,
que favorise un ciel moins hostile, les innovations
matérielles nous répugnent autant que les innovations morales répugnent à nos voisins. C'est que
les premières astreignent à un constant labeur *physique,* et les dernières à un constant labeur intellectuel. Nous sommes progressifs dans les *idées,*
et eux dans les *choses.* Notre compétence s'étend

sur la logique des théories, et la leur sur l'utilité, sur l'opportunité de leur application. Nous immolons les intérêts aux principes, ils immolent les principes aux intérêts.

L'expansion anglaise procède comme *l'eau*, en s'étendant plus qu'en s'élevant, — la nôtre procède comme *le feu*, en s'élevant plus qu'en s'étendant. Les Anglais tendent au bien-être par l'accroissement de la domination de l'homme sur les agents physiques. Ils ont produit Bacon, ils continuent les Romains, ils peuplent et défrichent le monde ; nous, nous le civilisons. Nous avons produit Descartes, nous continuons les Grecs, nous tendons au bonheur par la multiplication et le progrès des choses qui intéressent l'esprit. Où nos voisins envoient des marchands, nous envoyons des missionnaires, où ils portent des objets d'utilité, nous portons des livres et des objets d'art.

Vous comprendrez l'excentricité anglaise en songeant que deux types, ayant souvent les mêmes entraînements : les types en spatule et carré, forment, à eux seuls, l'immense majorité des races

britanniques ; et d'un autre côté, vous comprendrez
la mobilité des idées qui nous gouvernent *en tant
que nation*, en songeant que les types conique et
pointu, dont les entraînements sont diamétralement opposés à ceux des types dits du nord, se
rencontrent chez nous dans la proportion d'un à
quinze, où, tout au moins, d'un à vingt.

Attendu cette différence dans notre organisation, et, par suite, dans nos idées, nous *centrali-
sons*, pour la rendre plus homogène et plus forte,
l'action de notre gouvernement. Les Anglais, beaucoup moins dissemblables entre eux, n'ont que
faire de cette centralisation qui, au lieu de l'ordre
qu'elle produit en France, ne produirait peut-être
en Angleterre que des lenteurs et des embarras.
La liberté ne leur est pas plus nécessaire, mais leur
est plus facile qu'à nous, qui avons deux manières
de la comprendre, et, par suite, de la définir et de
la vouloir. Aux yeux de notre population *conique*,
elle n'a de prix *que dans les mœurs ;* aux yeux de
notre population *spatulée* ou *carrée,* elle n'a de
prix *que dans la loi.* La première, plus passionnée
que logique, veut se *sentir* libre ; l'autre, plus

logique que passionnée, veut se *juger* libre.

Que le type artistique vienne à se multiplier en
Angleterre, et c'en sera fait, du moins jusqu'à un
certain point, de l'excentricité de cette nation,
d'une grande partie de sa force, par conséqent.
L'*acquiescement* de tous manquant en partie au
principe gouvernemental, elle aurait alors, comme
nous, plus de *nationalité* que de *patriotisme*, c'est-
à-dire plus de force d'*inertie* que de force d'*action*.

Dans les pays où l'action et le savoir-faire caractérise nettement le génie des masses, et brillent
en tête de leurs attributs, on rougit de la pauvreté,
parce qu'elle constate jusqu'à un certain point
l'absence de ces attributs. C'est ce qu'on voit en
Angleterre, où l'aveu de la misère étant pénible à
l'égal de l'aveu d'un vice, chacun croit s'élever
dans l'estime d'autrui en se disant riche. En Espagne, où ni l'action ni le savoir-faire ne sont dans
le sang, la pauvreté n'est pour personne une cause
de flétrissure. En France, où le savoir passe avant
le savoir-faire, la méditation avant l'action, et où
la capacité intellectuelle n'a que faire de la richesse

pour être démontrée, on avoue sans trop de honte sa pauvreté.

La volonté et la liberté sont la même chose, dit Bœhme, mais la volonté et la sociabilité sont deux choses bien différentes. On est plus libre et moins sociable où les volontés sont fortes, comme en Angleterre, où l'on prise l'originalité ; on est plus sociable et moins libre où les volontés sont médiocres, comme en France, où l'on prise la conformité. La scène anglaise est passionnée et bouffonne, la nôtre est contenue et comique, plus de poésie et de disparates là-bas, plus d'art et d'harmonie ici.

Vous appliquerez ces principes de philosophie chirognomonique aux autres états, comme, par exemple, à l'Allemagne, blonde et froide contrée qu'exalte la triple ivresse de la contemplation, de la musique et de la pipe. On y vit gravement, on y rêve énormément ; on y boit dans de grands verres, on y lit dans de gros livres. Comme à *Dieu*, comme à l'univers, le volumineux in-folio s'ouvre tout entier à la description de l'humble pissenlit. C'est le

11

pays des poètes vaporeux et des caporaux rigides, des métaphysiciens enthousiastes et des postillons flegmatiques. Les idées qui y sont en honneur sont trop positives pour nous, ou ne le sont pas assez, car nous éprouvons autant de répugnance pour les gens absorbés dans l'essence, et dont la compréhension ne s'attache qu'à l'incompréhensible, que pour les gens figés dans la matière. L'Allemagne n'offrirait pas l'affligeant spectacle d'une noble et savante nation gouvernée par l'absolutisme, si la portion spiritualiste de sa population était plus capable d'action, et si la portion active était plus capable de raisonnement. Elle regorge de bonnes gens qui, ayant plus d'âme que d'intelligence, sont plus aptes au bonheur qu'au plaisir. Recueillis dans la joie, lyriques dans l'intempérance, ils surpassent tous les autres peuples en franchise, en naïveté, en bonté.

Chez eux, la comédie relève du *sentiment ;* pathétique et expansive, elle montre l'homme dirigé par le cœur et l'instinct. Chez nous, elle relève du *jugement.* Discrète et contenue, elle montre l'homme formé par l'éducation et la *société.* Romanesque et synthétique au-delà du Rhin, historique et analytique en deçà. En France, elle tend au *vrai,* et se propose le redressement par la moquerie et le rire ; plus spirituelle que tendre, elle amuse, elle parle à *l'esprit,* elle *instruit.* En Allemagne, elle se propose *le beau* et tend au redressement par les larmes ; plus tendre que spirituelle, elle intéresse, elle parle *au cœur,* elle *améliore.*

D'où je conclus que la comédie appartient aux mains coniques en Allemagne et aux mains carrées et spatulées en France. — Voyez au foyer du Théâtre-Français les bustes de Molière, de Regnaud, de Dancourt, de Lesage, de Marivaux, ils ont tous le nez aquilin, ce qui implique des phalanges carrées.

XIII

Continuation du même sujet.

Les Mains de l'Amérique du nord.

Encore plus que les Anglais, dont ils sont issus, les Américains du nord ne font cas que de l'instruction qui enseigne à agir sur la matière et à l'exploiter. Voici sous quels traits les peint M. Michel Chevalier, dans sa dixième lettre sur les Etats-Unis.

« L'Yankée est réservé, concentré, défiant. Son humeur est pensive et sombre, mais uniforme. Sa

tenue est sans grâce, mais modeste et cependant
sans bassesse. Son abord est froid, souvent peu pré-
venant ; ses idées sont étroites , mais pratiques. Il
a le sentiment de ce qui est convenable, il ne l'a
pas de ce qui est grandiose. Il n'a pas le moindre
brin de disposition chevaleresque, et pourtant il est
aventureux. Il se plaît dans la vie errante. Il a une
imagination active qui enfante des conceptions
originales : ce n'est pas de la *poésie*, c'est de la bi-
zarrerie. L'Yankée est la fourmi travailleuse ; il
est industrieux et sobre, il est économe, rusé, subtil, cauteleux, calculant toujours et tirant vanité
des *truks* avec lesquels il surprend son acheteur
inattentif ou confiant. Il dispense rarement l'hospitalité. Il manie la parole sans efforts ; ce n'est pourtant pas un orateur brillant, mais un logicien serré.
— Pour être homme d'État, il lui manque cette
largeur d'esprit et de cœur, qui fait que l'on con-
çoit et que l'on aime la nature d'autrui ; mais il
est administrateur habile , homme d'affaires prodigieux. S'il est peu apte à manier les hommes, il
n'a pas son égal pour agir sur les choses, pour les
coordoner, pour les mettre en valeur.

« Quoique négociant consommé, c'est surtout comme colonisateur que l'Yankée est admirable. Sur lui la fatigue n'a pas de prise. Il prend corps à corps la nature, et, plus tenace qu'elle, il l'asservit toujours. Il est le premier marin du monde, l'Océan est son tributaire. Les passions les plus tendres sont amorties en lui par l'austérité religieuse et par les préoccupations de sa profession. Au génie du négoce, à l'aide duquel il tire parti de ce qu'il arrache à la terre, il joint le génie du travail qui la féconde, et celui de la mécanique qui en façonne les produits. »

Il ne peut y avoir chez un tel peuple que des mains en spatule et des mains à phalanges carrées.

La part de bonheur qu'ont faite aux prolétaires, en Russie, en Angleterre, en Amérique, les mains en spatule et utiles, est fort petite. En Russie, terre slavonne où elles règnent *sans contrôle* depuis l'invasion du *Scandinave* Rurik, et où la main élémentaire, qui est celle des masses, est esclave, le soldat, durement assujetti aux pointilleuses exigences d'une discipline de fer, tour à tour harcelé par le

mauvais génie de la barbarie et par le mauvais génie de la civilisation, n'ose porter ses regards au-
delà de la limite tracée par l'ombre toujours visible
du knout. En Angleterre, où le plus grand nombre n'a d'autre étoile polaire que le *garde-manger,*
l'insatiable voracité des grands ne laisse à celle des
petits que des reliefs insuffisants. Dans la puritaine
Amérique, l'ouvrier vit au large; mais le repos et
le plaisir lui sont interdits. La vie des couvents catholiques n'est ni plus morne ni plus rigide que
celle des manufactures de Lowel, par exemple. A
Pittsbourg, on ne quitte le travail que pour manger; et le plus long des trois repas qu'on y fait
chaque jour ne dure pas dix minutes. Là, l'homme
est censé n'avoir qu'un estomac et des bras; le reste
est comme non avenu.

De même que le Lapon ne saurait se former une
idée d'un Paradis sans neige, l'Yankée ne saurait
comprendre le bonheur sans le travail. Aussi logique que nous, qui avons confié la puissance politique aux *penseurs,* c'est-à-dire aux gens de loisir physique (qui sont toujours le petit nombre),
parce que dans notre opinion, la prééminence ap-

partient à la *pensée*, il a, lui, octroyé cette même puissance aux *travailleurs* (qui forment partout le plus grand nombre), parce que, dans son opinion, c'est au *travail* qu'appartient la prééminence.

Dans son amour pour le travail, il a érigé en immoralité tout ce qui pourrait l'en détourner, tout, dis-je, et jusques aux passe-temps que nous regardons comme les plus innocents et les plus permis.

Les Américains ne sont encore qu'une nation de subrécargues, de pionniers, de fermiers, de merciers ; je n'en veux pour preuve que leurs risibles prétentions au bon ton et aux beaux usages. Cooper a écrit sur ces matières (souvenirs d'Europe, France) des pages où respirent à longues et pesantes périodes cette sorte de suffisance pointilleuse, symétrique, pédantesque, si opposée aux tolérantes et libres allures du monde élégant.

Tandis que les Français, peuple *relativement* peu laborieux, se refusent une foule de jouissances matérielles pour laisser à leurs enfants le moyen

de vivre dans *l'oisiveté* ; les Anglais, au contraire,
dépensent et consomment avec d'autant moins de
scrupules que, ne redoutant point le travail pour
eux-mêmes, ils ne sauraient regarder comme un
malheur d'en léguer la nécessité à leur progéniture.

D'où je conclus que nos qualités, de même que
nos·vices, si vices il y a, s'opposent également chez
nous à l'extension de la production. Nous consom-
mons, et par conséquent nous produisons *manuel-
lement* moins que les Anglais ; mais plus que les
Espagnols, lesquels travaillent moins que nous,
mais plus que les Arabes. Ainsi en a-t-il toujours
été, aussi est-ce dans les instincts particuliers à
notre nation, et non dans l'imitation trop recommandée des procédés matériels des Anglais, que
nous devons chercher l'équivalent du remarquable
surcroît de force et de prospérité qu'ils ont trouvé
dans le développement plus complet du génie qui
leur est propre.

Il en est des types comme des plantes, lesquelles
ne brillent de tout leur éclat et ne portent tous
leurs fruits que sous certaines latitudes. Où les be-

soins *moraux* passent avant les besoins physiques, et c'est ce qui arrive dans *les riches et fécondes contrées du Sud*, la nature a donné l'excellence aux types dits du Sud. Où les besoins physiques passent avant les besoins *moraux*, et c'est ce qui arrive dans les pays *stériles* et dans le Nord, la nature a donné l'excellence aux types du Nord.

XIV

Suite du même sujet.

De la vénération de tous les peuples pour les doigts pointus.

Les peuples, si différents qu'ils soient entre eux sous les rapports physiques et moraux, quelles que soient la forme de leur gouvernement, le génie de leur culte, leurs idées sur le beau, sur le bon, sur le vrai, sur l'utile, s'accordent tous à donner des doigts pointus ou coniques, aux images des anges, des génies bienfaisants, dont chacun, selon son culte, croit son ciel peuplé. Il n'est pas jusques aux Chinois, jusques aux Japonais, ces peuples stationnaires et à rebours, qui mesurent la beauté, la sagesse, le bonheur, à l'ampleur du ventre, et pour qui les beaux arts et la liberté, comme nous les entendons, ne sont rien, qui n'entrent à cet égard dans les idées communes.

Le genre humain voit donc autre chose qu'une forme élégante dans une main pointue.

C'est que notre *déchéance*, sanctionnée par la nécessité du travail, nous est surtout démontrée par cette cruelle et humiliante nécessité. D'où notre respect instinctif pour *l'oisiveté*, d'où le sentiment qui nous porte à supposer aux êtres, objets de notre amour et de notre adoration, des mains qui, dans nos idées, constatent la pureté, l'idéalité, l'intuition quasi divine et le *loisir*.

Chez les barbares, comme chez les civilisés, c'est, *aux yeux des masses*, après l'homme qui ne fait *rien*, celui qui fait le *moins*, qui est le plus considéré. *Ceci,* pour parler comme le Coran, *n'a-t-il pas une signification.*

XV

Continuation du même sujet.

Les Mains romaines.

Télles ne furent pas, telles ne purent être les mains du peuple roi.

Voués à la guerre et au mouvement par l'organisation que leur transmirent les gens de main et les héros d'audace accourus à la voix du nourrisson de la *Louve d'Airain*, les Romains reçurent en partage le génie des arts nécessaires aux hommes d'action ; ils excellèrent dans les exercices du corps et dans le maniement des armes, dans la construction des aqueducs, des ponts, des grands chemins, des camps, des machines, des forteresses. Ils n'eurent pour la poésie qu'un goût passager et de reflet; pour les beaux-arts qu'un goût de vanité; méprisant les idées spéculatives et n'ayant d'estime que pour la guerre, l'éloquence politique, l'histoire, la science du droit et les plaisirs sensuels.

Quand leurs fortes mains, qu'ils avaient si longtemps tenues appuyées sur la terre asservie, détournées enfin de leur spécialité par le spiritualisme chrétien, voulurent se lever vers le ciel, aussitôt la terre leur échappa.

Et ce n'est que répéter une idée déjà plusieurs fois exprimée que de dire que le Platonicisme n'a pas été plus fatal aux Grecs, en tant que nation vouée au *culte de la forme* et gouvernée par les idées propres aux mains artistiques, que le Christianisme ne l'a été aux Romains, en tant que peuple régnant sur l'univers par les idées propres aux mains *utiles* et en spatule. *Politiquement* parlant, ce furent des actes justes et nécessaires que les supplices de Socrate et de Jésus. Qu'en faveur du bien que leur morale a depuis produit, le genre humain les absolve, soit! mais Athènes, mais Rome, atteintes dans les *idées dont elles vivaient* par les consé-quences *nécessaires* de l'extrême spiritualisme de leurs principes, lesquels ne tendaient à rien moins qu'a substituer l'intelligence de quelques-uns à l'intelligence de tous, c'est-à-dire l'aristocratie à la démocratie, durent les condamner. Au nombre des trente tyrans qu'Anitus, ennemi de Socrate, aida Thrasibule à renverser, on put compter jus-qu'à trois disciples de ce philosophe. Or, on sait que ces trente tyrans répandirent en huit mois plus de sang innocent que le peuple n'en avait versé en plusieurs siècles.

Xénophon a écrit sur la république d'Athènes des réflexions qui, à mon avis, réfutent *au fond* celles qu'il a exprimées sur l'injustice de la con-damnation de son illustre maître.

« Il est, dit-il, des hommes qui s'étonnent de ce qu'en général, on favorise plus (à Athènes) les arti-sans, les pauvres et les plébéiens que les citoyens *honnêtes*. C'est pourtant un moyen sûr de conser-ver l'état populaire ; en effet, si les pauvres, les plébéiens et ceux de la dernière classe sont heu-

reux, ils se multiplient et c'est la force de la démocratie. Que ce soient, au contraire, les riches et *les
gens distingués,* la démocratie élève contre elle-
même une puissance ennemie.

« Il ne fallait pas, dit-on, permettre à tous indis-
tinctement de haranguer et d'entrer au conseil,
mais seulement à ceux qui ont le plus de talent et
de vertu. Rien cependant de plus sage que de permettre, même au dernier plébéien, de parler en public. Que les premiers citoyens aient le droit exclusif de haranguer, d'ouvrir un avis, ce sera un bien
pour ceux de leurs classes, mais non pour le peuple ; au lieu que le dernier artisan étant maître de
se lever et de haranguer l'assemblée, y donne des
conseils utiles à lui et à ses pareils.

« Mais, répliquera-t-on, que dira d'important,
soit pour lui, soit pour le peuple, un homme de
cette sorte? Eh bien! dans l'opinion publique, cet
homme, tel qu'il est, avec son ignorance, mais son
zèle pour la démocratie, vaut mieux qu'un citoyen
honnête avec des vues nobles et de la pénétration,
mais des intentions perfides.

« Peut-être un tel plan n'est-il pas le meilleur;

du moins il assurera la durée de la démocratie. Il faut au peuple, non pas une administration *sage* qui le ferait *esclave*, mais la liberté et la souveraineté. Avec cela, que la constitution soit vicieuse, c'est le moindre de ses soucis. Ce qui vous parait défectueux dans le système politique, c'est précisément ce qui rend le peuple puissant et libre... »

Un peuple doit s'attacher à découvrir ce à quoi il est *spécialement* propre, et, cette connaissance une fois acquise, agir en conséquence, sans s'aventurer jamais dans des voies étrangères à sa spécialité. — Les Américains du nord sont propres aux arts industriels qui relèvent des sciences moyennes — les Anglais sont propres aux arts industriels qui relèvent des sciences élevées — les Français sont aptes aux arts industriels qui relèvent des arts libéraux — est-ce qu'il n'y a pas dans ces spécialités de quoi suffire à l'activité de ces trois peuples ! La greffe morale, efficace sur quelques *individus* à qui elle fait produire des fruits étrangers à la nature de leur esprit, ne saurait avoir de prise sur les masses. On peut modifier, mais on ne peut trans-

former complètement le génie d'un peuple — donc,
que l'Angleterre, féconde *surtout* en mains *spatulées*, couvre les continents de ses colonies et les
mers de ses vaisseaux; que la France, féconde *surtout* en mains artistiques et philosophiques, essème
les *idées* comme sa rivale les *hommes*, à la bonne
heure ! Mais la pratique des beaux-arts par les continuateurs du génie carthaginois, mais la pratique
de l'industrie par les continuateurs du génie grec,
ne seront, du moins de longtemps, pour chacune
de ces nations, qu'une source indigente de gloire
négative, de succès équivoques et de profits douteux.

Il y a des facultés, des qualités en honneur dans
l'opinion, que nous ne possédons pas tous, mais
que tous nous voulons passer pour posséder. Il en
est d'autres que nous possédons en effet, mais dont
nous n'osons tirer vanité, comme si toute chose
mise à sa place n'était pas bonne en soi. C'est là
l'écueil que rencontreront les personnes qui, après
avoir étudié cette théorie, entreprendront d'en faire
'application. Elles ne connaîtront souvent que par

le témoignage d'un tiers, qu'elles ont rencontré juste dans la définition qu'elles auront donnée de l'intelligence attachée à telle ou telle main. Quelquefois la bonne foi dictera la dénégation, car combien d'hommes s'ignorent et s'ignoreront toujours! mais souvent aussi, ce sera l'orgueil ·blessé. Nul, par exemple, dans le monde élégant, ne se soucie de s'entendre dire qu'il est doué du génie des *métiers*, et non de celui des beaux-arts, que le temple des muses spiritualistes lui est fermé. Il vous faudra faire intervenir et Prométhée, qui, ravissant le feu du ciel, en enseigna l'usage aux hommes ; et Dédale, qui inventa la scie, la hache, les voiles, les mâts de vaisseaux, et attacha, par ces découvertes, des *ailes à l'esprit humain ;* et Papin, et Fulton, ces Prométhées modernes ; et César qui, dans ses *Commentaires*, s'étend avec plus de complaisance sur ses travaux comme ingénieur, que sur ses combinaisons comme général et ses prouesses comme soldat ; — et Charlemagne qui se servit d'une doctrine comme d'une hache, — et Pierre-le-Grand, qui se servit d'une hache comme d'une doctrine, — et Machiavel, qui enseigne à disposer des hommes

comme d'une matière inerte, et aux yeux de qui le
succès justifie tout ; — et Diderot, et F. Arago, qui
nient résolument, l'un tout ce que sa subtile logique ne peut expliquer, l'autre tout ce que son
chiffre ailé ne peut atteindre ; — et Monge, et
Wast, etc., etc., ces grands hommes à la main de
race parmi les mains en spatule : il faudra, dis-je,
faire peut-être intervenir ces noms glorieux pour
qu'il consente, lui aussi, à avoir le génie qu'indiquent ces phalanges épanouies.

Et il en est des peuples comme des individus : ici
c'est la même ignorance, et là la même susceptibi-
lité. Les Italiens *actuels* savent-ils bien ce qu'ils
veulent, ce à quoi ils sont particulièrement propres ? Les Belges, cette nation de boutiquiers van-
tards, épais, inquiets, fétichistes, à genoux devant
le veau d'or, ne se regardent-ils pas comme un
peuple modèle ? — et les Russes, parce qu'ils connaissent l'usage du stras et du similor, qu'ils tri-
chent au jeu et méprisent les femmes, ne se disent-
ils pas civilisés ?

Ceci doit s'entendre des masses, car il existe partout et dans tous les genres des capacités isolées. —

Pindare, Hésiode, Plutarque, Épaminondas, étaient Bœotiens. — Le grand Corneille est né à Rouen, la ville des intérêts mesquins et positifs. — Il y a en Belgique des personnes d'un esprit généreux, sémillant et fin — un de nous aura entendu quelque Anglais chanter juste. — Lesage a vu le jour dans la rêveuse et romantique Bretagne, province que les beaux esprits du XVIIe siècle ont surnommée, à cause de son inintelligence des *choses*, la Bœotie française, etc., etc.

Gloire aux mains en spatule! sans elles, il ne saurait exister de société solide et puissante. — Sans l'art du verrier, pour ne parler que de celui-là; sans l'invention des cheminées (telles qu'elles sont aujourd'hui), qui ne remonte, dit-on, qu'au XIVe siècle, et qui sans doute leur appartient, nous ne serions encore que des demi-barbares. — En la tenant comme en serre-chaude, ces inventions ont mis la civilisation, cette fleur spontanée des beaux climats, à l'abri des influences extérieures qui, dans nos rudes contrées, eussent nui à sa culture et à son développement.

En somme, c'est Hercule que les hommes spatulés doivent se proposer pour modèle. Ils auront
les nerfs en harmonie avec leur tempérament, lequel sera sanguin, et avec leurs os, lesquels seront
gros et forts.

Or, ces conditions, Chopin le pianiste spatulé *à
petit pouce,* ne les remplissait pas. Ses nerfs, d'une
extrême ténuité, ne répondaient pas à sa forte charpente : on eût dit une basse montée avec des cordes
à violon ; aussi ne rendait-il pas les sons que les
physiologistes exercés sentaient qu'il eût du rendre. On attendait de la vigueur, de l'énergie, de la
précision et il se fondait, comme les artistes, *aux
doigts de velours,* en harmonies *estompées.* En proie
à deux tendances qui le tiraillaient en sens contrai-
res, il ne savait à laquelle entendre. Ce que son
sang voulait, ses nerfs ne le voulaient pas ; il aspi-
rait au mouvement et s'affaissait dans le repos, il
appelait les coursiers et chevauchait les nuages, il
eût voulu mugir comme la tempête, mais une voix
intérieure, l'éclair bleu des beaux regards, je ne
sais quels appels vers les lambrequins blasonnés de
la zone héraldique, lui commandaient des chants

sotto voce. Courtois et souriant, avec une ombre dans les yeux, il était de ces créatures qu'un rien fait tressaillir. Il avait vers le monde, du sein de la solitude, et vers la solitude du milieu du monde, des aspirations pleines d'espérances inquiètes, de tristesses rêveuses, de prostrations attendries, qui se reproduisaient avec des grâces chastes et poétiques dans ses compositions ; mieux organisé, il eût été plus heureux, mais il eût eu moins de génie. Le charme de son talent procédait de la souffrance.

Comme le principe de la vitalité est dans les nerfs, Chopin est mort jeune.

L'abbé de Lamennais fut une autre anomalie du type en spatule *grand pouce*. Mais c'était par la charpente qu'il péchait, lui, et non par les nerfs qu'il avait aussi forts et aussi solides que son corps était grêle, chétif et éreiné. Il avait dans la cervelle l'activité et la combativité que les spatulés bien conformés et *à tous crins* ont dans le sang. A lui les noises et les bagarres intellectuelles ; il s'escrimait de la plume, ne pouvant s'escrimer de l'épée. Ses yeux s'allumaient au récit d'un combat, et ses spatules allaient, battant la charge, pendant la narra-

tion. — Mathématicien et versé dans les hautes
sciences, littérateur, théologien, philosophe, il
avait, comme M. de Cobentzel, des chevaux dressés
pour tous les genres de voltiges. Mais, de même que
la femme et le mensonge (manou), le savoir et le
doute sont aussi nés le même jour : il se trouva que,
détourné par la science de sa foi dans son vieux drapeau, le bon abbé, un matin, ne sut plus de qui, de
l'homme ou des *hommes*, du pape ou du peuple, faire
procéder le principe de l'autorité. Ayant d'ailleurs
autant d'affirmations emportées pour l'infaillibilité
humaine et *convenue*, qui est celle du *pape*, que
pour l'infaillibilité *divine* et *réelle*, qui est celle du
peuple. J'ajouterai qu'à l'obstination de l'onagre, il
joignait la sobriété du chameau, et que, par sa figure et son genre d'éloquence, il rappelait ces pro-
phètes exténués et véhéments, que la Judée, toujours avide de paroles ardentes, abritait autrefois
sous ses rochers et ses figuiers poudreux. Il est
mort vieux. Jeune, la chasse et l'escrime avaient
fait ses délices.

Des anomalies de ce genre existent dans tous les

types, et il arrive même, rarement sans doute, mais assez souvent pour motiver cet avertissement, que les principes de ce livre sont entièrement démentis par d'éclatantes exceptions (tant la physiologie est encore loin d'être une science *même à peu près exacte*). Ainsi, elles étaient *coniques* les mains de l'homme de brumaire, de l'ennemi de la liberté, que les idées psychologiques choquaient dans ses instincts, qui ôta l'instruction publique des mains du grand Fourcroy pour la confier à l'inepte Fontanes (le paysan Fontaine, dit Fontanes) qui, à l'enthousiasme et à la gloire, moyens républicains, substitua le caporalisme et l'argent, moyens césariens, et qui, en définitive, laissa la France aussi pauvre, aussi ignorante et plus petite qu'il ne l'avait trouvée.—Au reste, les mains de ce personnage, beaucoup trop vantées, n'étaient ni fines ni délicates, elles étaient au contraire assez fortes, assez épaisses et très-courtes. Aussi fut-il un homme de détail, et qui, s'il tendit à de grandes choses (en est-il sans beauté et sans fécondité?) n'y alla que par les petites.

XVI

La Main artistique.

Cette main, selon de légères modifications dans sa forme, a trois tendances fort différentes — avec de la souplesse, un petit pouce et une paume développée sans excès, elle a pour but le *beau par la forme ;* large, épaisse et courte, avec un grand pouce, elle se propose la richesse, la grandeur, la fortune (la main de Napoléon); grande et très-ferme, elle tend aux plaisirs sensuels. Toutes les trois obéissent à l'inspiration, et sont *relativement* naptes aux arts *mécaniques.* La première procèd

par l'enthousiasme, la seconde par la ruse, la dernière par les suggestions de la volupté.

La main large, courte et épaisse, est très-com-
mune en Normandie, pays d'embûches légales, où
l'on a le jugement froid et l'imagination vive ;
car l'imagination est, après tout, l'apanage dis-
tinctif de toute main artistique, quelle qu'elle
soit.

Je renvoie au chapitre des mains mixtes ce qui
concerne la main normande, et ne m'occuperai
dans celui-ci que de la main artistique *de race*,
c'est-à-dire de la mieux douée, de celle qui a pour
but le *beau par la forme*.

Ses doigts, volumineux à leur première phalange, vont en s'amincissant jusqu'à l'extrémité,
laquelle offre la forme d'un cône plus ou moins
obtus. Son pouce est petit, comme je viens de le
dire, et sa paume assez développée.

Quiconque aura la main ainsi faite s'attachera
d'instinct, et sans que la réflexion y soit pour rien,
au côté pittoresque des idées et des choses. La
forme le dominera à l'exclusion du fond. Il préfé-
rera ce qui *plaît* a ce qui *paist*, comme dit Montai-

gne. Il ne concevra guère la vérité sous la beauté
— avide de loisir, de nouveauté, de liberté, tout-
à la fois ardent et timide, humble et vain, il aura
plus de fougue et d'élan que de force et de puissance. Il passera sans transition de l'exaltation à
l'abattement. Inhabile au commandement, et
encore moins capable d'obéissance, l'*attraction*
lui semblera être un guide plus sûr que le *devoir*.
Enclin à l'enthousiasme, il aura besoin d'épan-
chements, et la mobilité de son esprit lui rendra pesante la vie domestique et régulière. Enfin, il aura plus de sentiments que d'idées, plus
de couleur que de trait. Il sera léger de caractère, il aura de la naïveté et de l'abandon, une
imagination de feu, et, trop souvent, un cœur de
glace.

Une paume assez grande donc, des doigts lisses,
un pouce faible, plus des phalanges coniques,
c'est-à-dire de grands appétits sans frein moral suffisant, un esprit manquant de force pour assujettir
les sens à sa domination; — le tout brochant sur
un fond d'idées médiocrement spiritualistes, — tel
est, si je ne me trompe, le caractère des artistes en

général. — Il n'y a que le beau qu'ils puissent
préférer au plaisir. Ainsi la Nymphéa n'entr'ouvre
le rideau fangeux de son marais natal que pour
contempler le soleil. Ils n'ont ni sur le juste, ni sur
l'injuste, ni sur le bon, ni sur l'utile, les idées que
professent les autres types. Ils n'ont que faire d'es-
timer pour aimer. Ils s'accommodent de la foi,
parce qu'elle les dispense de *raisonner* sans les
empêcher de *sentir*, mais ils ne s'accommodent pas
du despotisme politique, parce que son essence est
le nivellement, l'uniformité, l'immobilité, conditions trop opposées à leur nature ; à eux donc, généralement, la liberté relative, c'est-à-dire celle que
comportent, plus que les autres gouvernements,
les gouvernements *aristocratiques*, lesquels ont toujours cherché un point d'appui dans le luxe et les
plaisirs, dans la magnificence, dans la représentation, dans l'art, dans les dons de la nature
comme la valeur, les talents, une haute naissance.

L'instinct artistique est singulièrement exclusif
et dominateur. Chez quelques peuples, comme
chez quelques individus, il se manifeste avant tout
autre instinct. Des voyageurs ont trouvé la sculp-

ture en honneur dans des contrées où les premiers éléments de l'agriculture sont ignorés, notamment chez les nègres de l'Austrasie et dans quelques tribus encore sauvages des côtes orientales de l'Amérique du nord (*Balbi*).

L'esprit artistique coule à pleins bords chez toutes les nations des îles de la mer du Sud.

C'est parmi les organisations artistiques qu'on trouve le plus d'individus n'ayant que les défauts de leur type ; or, ces défauts sont : la sensualité, la paresse, l'égoïsme, la singularité, le cynisme, l'esprit de dissipation, l'inaptitude intellectuelle, l'astuce, le penchant au mensonge et à l'exagération.

Nos armées sont pleines de mains artistiques de tous genres ; elles leur doivent le caractère de mobilité aventureuse, insouciante, pittoresque, cet élan fulgurant et prime sautier qui les distinguent — elles s'accommodent de tout et sont propres à tout.

On les enlève par la parole.

« Gallia duos res industriossimè persequitur, rem militarem et arguti loqui. »   (CATON, l'Ancien.)

Inerte et gloutonne, l'armée allemande est pleine de mains élémentaires; son apathie ne peut être efficacement combattue que par l'eau-de-vie et le bâton.

Un jour que le soleil brillait et que la Hollande réjouie avait ouvert ses fenêtres, j'eus le bonheur de prendre sur le fait un major de pure race locale digérant sa retraite. On admirait, même à Rotterdam, le formidable développement de son abdomen. Il fumait à demi assoupi, remplissant de fumée la salle, où toujours assis, il passait sa vie dans l'écrasante immobilité d'un monolyte égyptien. Ce prodigieux végétal militaire n'absorbait pas moins de six mille pintes de bière par an, il n'avait la conscience de son âme qu'*après boire;* à jeun, elle croupissait, inerte et morte dans les abîmes de cette panse énorme, comme une barque dans la vase d'un bassin d'où la mer s'est retirée.

Gouvernée par le bien-être matériel et le fétichisme héraldique, l'armée anglaise regorge de

mains qui ne représentent guères que les défauts
du type en spatule, lesquels sont : la grossièreté, l'intempérance, l'inertie morale, l'emportement, etc. Pour elle, la guerre n'est qu'un métier,
la paye est son véhicule, l'estomac son mobile.
C'est par le mérite des hécatombes qu'elle prétend
à la victoire ; certaine d'être vaincue si les mugis-
sements d'àpis ne se mêlent au bruit de ses clairons.
Soumise, à cause de sa brutalité, au régime dégra-
dant des sévices corporels, elle péricliterait dans
l'atmosphère de douceur et de liberté où prospère
la nôtre.

Sous nos drapeaux l'âme porte le corps, sous les
drapeaux allemands et anglais le corps porte l'âme
— nous obéissons à *l'esprit* et procédons par *l'intelligence* ; les Allemands obéissent à la *lettre* et
procèdent par *l'automatisme*. Nous sommes les premiers marcheurs du monde ; or, c'est un axiôme
(Maurice de Saxe) qu'on ne gagne pas les batailles
avec les mains, mais avec les pieds. Nous sommes
une nation *guerrière* plutôt que *militaire*, les Allemands sont une nation militaire plutôt que guerrière.

Les généraux à main élémentaire carrée se plaisent dans les vétilles du caporalisme ; ils savent combien il entre de brins d'herbe dans une botte de foin, ils prennent au sérieux le port d'arme, et l'intégrité du fourniment ; ils vous savent gré d'avoir une grosse voix et des manières rustiques — comme l'araignée dans les demi-ténèbres des greniers poudreux, ils ne se sentent heureux et libres que dans un milieu sans splendeur. Ils tendent au *césarisme*, et leur fidélité, toute canine, ne connaît que la main qui les nourrit.

La tactique, les manœuvres, les campements, les sièges, la comptabilité, l'architecture militaire et navale, la guerre de temporisation et de durée, sont du ressort des mains en spatule et carrées. Elles ont la théorie, la méthode, la science ; elles tiennent plus au succès qu'à la gloire.

Les généraux à main *artistique conique* procèdent par l'inspiration ; ils se meuvent par saillie ; ils ont la prouesse et le mouvement, l'instinct passionné, la crânerie, l'imprévu — ils tiennent pour le moins autant à la gloire qu'au succès.

Murat, à la bataille de Smolensk, commandait un corps de grosse cavalerie ; il montait un bel étalon noir plein de force et de grâce, calme, ruisselant d'or, inondé de longs crins luisants. Le roi portait un casque à cimier d'or orné d'une aigrette blanche. Immobile, il regardait au loin, laissant dans le fourreau, d'un air d'insouciance altière, son sabre enrichi de pierreries. Tout à coup il s'agite, ses yeux jettent des flammes, il se hausse sur ses étriers, et d'une voix éclatante : « Changement de direction à gauche ! commanda-t-il, au galop ! » Alors la terre trembla, on entendit un bruit semblable à celui du tonnerre, et ces noirs escadrons d'où jaillissaient des éclairs, comme entraînés par cette frêle aigrette blanche, s'écoulèrent comme un torrent.

On dut en partie la victoire à ce mouvement.

Murat, le plus épique des guerriers de l'époque impériale, avait, ainsi que Junot, cet autre héros d'audace, la main artistique dure.

Dans leur bravoure sereine, les Grecs des beaux temps de l'antiquité, avant d'assaillir l'ennemi, sacrifiaient solennellement *aux Muses*, c'est-à-dire aux divinités clémentes qui ouvrent aux hommes les voies sacrées de la persuasion, de la concorde et de l'harmonie.

Les Étrusques châtiaient leurs esclaves au son du hautbois, pour modérer leur colère et ne laisser agir que la justice.

Alexandre Dumas, un de nos plus grands peintres *littéraire* de bataille, a, lui aussi (comme je l'ai déjà dit), la main artistique; seulement, en sa qualité de poète très-nuancé, il l'a fort souple.

En 1823, devant Pampelune, l'armée espagnole, dite de la Foi, passait les nuits à jouer de la guitare, à fumer des cigarettes, à psalmodier des litanies en égrainant des rosaires; le jour, couchée sur l'herbe pondreuse, elle jasait en mangeant des ciboules ou dormait au soleil. Au vol de la mitraille, vous l'eussiez vue, comme une troupe d'oies effarouchées, s'enfuir en poussant de grands cris et en injuriant les saints. En vain s'efforçait-on de la contenir : Vieilles capes fauves outrageusement râpées, vieux tricornes de cuir éraillés, bé-

rets blancs à houppes rouges, chefs sans chemises
et suant sous l'oripeau, aumôniers olivâtres et des-
séchés, vivandières hagardes, scribes rabougris,
soldats en guenilles, tout disparaissait en un moment dans un nuage de poussière. Le comte d'Espagne, qui la commandait, avouait que cette ca-
naille, tout à la fois ardente et faible, féroce et lâche, ne pouvait être redoutable à l'ennemi que par
ses rapines et son génie picaresque et bohémien.

J'ai autrefois chanté, ou plutôt chansonné, un
de ces Malandrins, colonel sans troupe et sans linge,
mort à Sarragosse en plein cabaret.

> On vient d'habiller de sapin
> Le valeureux don Sanche,
> Il est mort le verre à la main,
> Le cul sur une planche.
> Tra la la, etc.

> Issu d'un alguazil hargneux,
> Il naquit en Castille,
> Où, dans des sentiments pieux,
> Sa mère mourut... fille.

> Les plus éclatantes couleurs
> Brillaient à son panache ;
> Cupidon suspendait les cœurs
> Aux crocs de sa moustache.

Il portait un manteau râpé ,
    Sans velours ni peluche,
Et fondait sur un dé pipé,
    L'entretien de sa huche.

De la disette , quand le vent
    Soufflait dans sa cuisine,
Il se régalait gravement
    D'un air de mandoline.

Il entrait dans un mauvais lieu
    Au sortir de l'office,
Et se recommandait à Dieu
    Sur le grabat du vice.

De l'hyperbole en ses discours,
    Il prodiguait l'usage ;
Sa sotte langue allait toujours
    Plus loin que son courage.
        Etc., etc........

Le comte d'Espagne était lui-même un petit
homme trapu, crépu, râblé, taillé en garçon boucher ; très-actif, très-cruel, très-courtois ; qui saluait d'un geste fanfaron chaque éclair des canons
de la place ; qu'on rencontrait partout, tranchant
du matamore et du capitan ; toujours discourant,
pérorant, secouant vivement son petit panache.

Mains artistiques.

Le règne des mains en spatule dures fut un règne de matérialisme et de haine ; celui des mains artistiques dirigées par les mains psychiques fut une époque de spiritualisme *relatif* et d'amour. Inaugurée par Abeilard et saint Bernard, elle commence à l'aurore du XIIe siècle et dure jusqu'à la fin du XIIIe. Les mains psychiques se répandent dans la nation et y versent à flots le mysticisme enthousiaste qu'elles avaient amassé dans la contemplative oisiveté des cloîtres sous le règne des mains turbulentes. On aime tout jusques à l'exaltation : Dieu, les femmes, la guerre ; mais la guerre pour une grande et pieuse idée, non pour un intérêt matériel. Une poésie ardente circule dans les veines de la nation, et, comme elle a le tempérament de l'héroïsme et de l'art, l'art et l'héroïsme passent dans ses mœurs et dans ses habitudes. Ce fut le temps des costumes splendides, des cours d'amour, des croisades, des épopées chevaleresques — comme la vie réelle, l'histoire se teint des couleurs du roman. On pressent Dante, Pétrarque et Gerson. L'idéal de la femme, jusqu'alors obscursi, se révèle enfin, et on établit le culte

de la Vierge. Par l'institution des ordres mendiants,
la carrière du sacerdoce est ouverte au petit peuple, dont les instincts mieux compris, sont hautement réhabilités — les mains artistiques, heureuses
et triomphantes, quoique contenues dans le cercle
des idées psychologiques, s'agitent de toutes parts;
les anges, les vierges, dont les imaginations étaient
obsédées, déployant leurs ailes de pierre, s'envo-
lent par myriades, leur palme à la main, jusques
au faîte des édifices — ces vêtements bigarrés, ces
verrières éblouissantes, ces trèfles lumineux qui,
sur les pas du soleil, symboles d'un culte né parmi
les bergers, se promènent dans l'ombre des basili-
ques, tout le monde en sent la grâce et la beauté.
L'architecture religieuse, qui ne fleurit que quand
tout un peuple *sent, pense et croit* comme un seul
homme, prend tout à coup un essor sublime : la
grandeur, le spiritualisme des sentiments, se reflètent dans la grandeur et le spiritualisme des
magnifiques cathédrales de ce temps.

On a dit que c'était sous l'effort de la violence
exercée par les rois sur les peuples qui se sont éle-

vés les gigantesques monuments de Memphis,
de Thèbes, de Méroé, de Babylone et de l'Inde ;
mais d'abord il a fallu des siècles pour les bâtir, et
la violence, que je sache, ne comporte pas une idée
de longue durée. Pour moi, j'expliquerais ces mer-
veilles, comme on a expliqué l'existence des églises
du moyen-âge : *Par l'assentiment de tous à une
idée unique*. Ces peuples firent de l'architecture,
parce qu'elle était dans leur génie, comme aujour-
d'hui l'industrie est dans la nôtre.

Étranges gens que nous sommes ! nous pouvons concevoir une nation de tisserands, et nous
ne pouvons concevoir une nation de maçons !

J'ai dit que le génie artistique était éminemment
exclusif ; quand il est commun à tout un peuple,
quand rien ne lui fait obstacle, il comporte alors
de telles mœurs et des coutumes si excentriques,
qu'elles échappent à l'intelligence des autres types.
Voltaire, qui, à lui seul, résume complètement le
type philosophique, comme il s'est révélé chez nous
au XVIIIᵉ siècle, nie Babylone et ses usages, tels
que les a décrits Hérodote ; il nie la vieille Egypte,

que les mains sacerdotales circonscrivent dans une
sphère ailée, planant d'un vol immobile au milieu
d'un cercle de dieux à tête de taureau ; il nie l'Inde,
qui sans doute l'eût nié lui-même, faute de pouvoir
le comprendre.

A chaque siècle sa génération, à chaque génération son organisation, et, encore une fois, à chaque organisation son génie. Chaque siècle donc, en
s'éteignant, emporte nécessairement avec lui le secret
d'une notable partie des idées qui l'ont animé.

Herculanum et Pompéi, retrouvées après dix-
sept siècles avec leurs enseignes obscènes et leurs
fresques effrontées, sous les cendres où toutes deux
descendirent vivantes le même jour, nous ont
fourni plus de détails sur la vie intime et familière
des anciens, sur leurs goûts et leurs idées cou-
rantes, que tous les livres qu'ils nous ont laissés.

Ce qui entre trop avant dans les convenances et
les habitudes d'une époque, n'est pas remarqué
par elle ; elle n'en prend pas note, et la postérité
n'en a connaissance que par hasard.

Sous le point de vue artistique, ce furent des organisations immenses que celles des Sardanapale, des Néron, des Héliogabale, des Borgia père et fils, des Catherine II. Comme ils demeurèrent toute leur vie fidèles à la logique de leur type, je ne pense pas qu'ils aient jamais connu le remords.

Carpocras d'Alexandrie et Basilide, les fondateurs de la secte des gnostiques chrétiens (sorte d'illuminés), loin de proscrire les plaisirs sensuels, les regardaient, au contraire, comme une voie de communication avec Dieu, et les rangeaient parmi les actes recommandés comme sains et méritoires. « Carpocras disait que Jésus était né de Joseph et « de Marie comme les autres hommes, et distingué « seulement par sa vertu ; que les anges avaient « fait le monde, et que, pour arriver à Dieu, qui « est au-dessus d'eux, il fallait avoir accompli « toutes les œuvres de la concupiscence, à laquelle « il fallait obéir en tout, attendu que c'est là la « force à qui l'Évangile prescrit de céder. — Il « ajoutait que l'âme qui résistait à la concupis- « cence en était punie en passant après la mort « dans un autre corps, et ensuite dans un autre,

« jusqu'à ce qu'elle eût tout accompli. — Qu'ainsi
« le plus sûr était de s'acquitter de cette dette au
« plus tôt, en accomplissant dans ce corps où l'on
« se trouve, toutes les œuvres de la chair ; car il
« tenait qu'il n'y avait point d'action bonne ou
« mauvaise en soi, mais seulement par l'opinion
« des hommes. De ce principe, il suivait que tous
« les plaisirs étaient non-seulement permis, mais
« commandés : aussi n'y en avait-il point que les
« gnostiques ne pratiquassent. Ils détestaient le
« jeûne, disant qu'il venait de l'auteur du monde,
« qui n'était qu'un ange inférieur. Ils se nour-
« rissaient de vin et de viandes délicieuses, se bai-
« gnaient et se parfumaient le corps nuit et jour.
« Souvent ils faisaient leur prière entièrement
« nus, comme pour marque de liberté. Les fem-
« mes étaient communes entre eux ; et quand ils
« recevaient un étranger qui était de leur secte,
« d'abord ils lui faisaient bonne chère, quelques
« pauvres qu'ils fussent ; et après le repas, le mari
« offrait lui-même sa femme. Ils nommaient
« leurs assemblées Agapes, où l'on dit qu'après le
« festin ils éteignaient les lumières, et suivaient

« indifféremment tous leurs désirs. Toutefois ils
« empêchaient la génération autant qu'ils pou-
« vaient. « (*Histoire de l'Eglise*, par FLEURY.)

Il reste quelque chose de ces idées et de ces
mœurs dans l'Abyssinie (Voyage de Bruce), et on
les a retrouvées chez les nations artistiques qui habitent les îles de la mer du Sud.

Les amours où les sens n'ont point de part,
comme l'amour filial, l'amour paternel, l'amour
de la famille, sont beaucoup *moins intenses* dans les
mains artistiques que dans les mains en spatule et
à phalanges *extérieures* carrées.

XVII

Suite du même sujet

Les Mains artistiques au XVIe siècle.

Qui dit une époque essentiellement religieuse, dit une époque peu sensuelle, et par conséquent plus poétique selon le sens intérieur que selon le sens extérieur. Aussi les cathédrales du XIIIe siècle sont-elles plus remarquables sous le rapport de l'*idée* que sous celui de l'*exécution*. Comme les épopées barbares, en même temps qu'elles frappent l'âme, elles choquent souvent le goût. Magnifiques dans leur ensemble, elles pèchent par les détails.

14

Plus qu'aux esprits analytiques, elles plaisent aux esprits synthétiques. La main des masses s'y montre, celle de l'individu ne s'y montre pas. Elles font la gloire de *tous*, et de pas *un*. Pourtant, plus que les autres mains, les mains psychologiques y ont laissé leur empreinte. Quant aux mains artistiques, elles n'y ont évidemment travaillé qu'en sous-ordre.

Mais à l'époque dite de la renaissance, ces dernières mains prennent leur revanche. L'art, que le sensualisme grec attire, tout à coup saisi d'un immense besoin de liberté, passe brusquement de l'immobilité symbolique où le mysticisme le tenait enchaîné, dans le monde mouvant des choses palpables et des fantaisies purement humaines. Comme les turbulents seigneurs de cette époque, il prétend ne relever que de lui-même. Ce n'est plus *le beau selon l'âme, la gloire selon Dieu*, que le sculpteur et le guerrier vont chercher au fond de la pierre et sur les champs de bataille, c'est *le beau selon le sens pittoresque*, c'est *la gloire selon le monde*, et comme la comprend le sensualisme. Dirigé par les mains psychologiques, l'art n'a bâti que des temples ; sous les mains artistiques émancipées, il n'a bâti, ou du moins il n'excelle que dans la construction des palais. Sans replier ses ailes, il a abaissé son vol ; pour les rois de la terre, il a quitté le roi du ciel. Il a moins de grandeur, mais il est plus élégant, plus gracieux, plus brillant, plus exquis qu'au moyen-âge. Il passe de la décoration publique à la décoration privée, du service des masses à celui des individus.

Du reste, si, de même qu'autrefois, il ne fait la gloire de presque personne, c'est que, comme autrefois, il est dans l'organisation de presque tous. Un nombre considérable d'excellents morceaux de sculpture et d'architecture de ce temps nous restent, dont les auteurs sont inconnus ; si par l'élévation et l'incontestable supériorité de leurs talents, ils eussent *étonné* leurs contemporains, il est présumable que leurs noms, consacrés par la reconnaissance et l'admiration, nous auraient été transmis par les chroniqueurs ou par la tradition.

L'art donc, au XVIᵉ siècle, appartient encore au plus grand nombre ; seulement il n'est plus exploité au profit d'une seule idée. Il a la verve, le mouvement, l'individualité de cette époque de duels et de guerres civiles, d'amours en plein vent et de cavalcades empanachées, de carrousels et de prouesses par petites bandes d'aventuriers batailleurs. — Autrefois il avait plus de fond que de dehors, aujourd'hui il a plus de dehors que de fond. — Le peuple, dont il est à peu près l'unique industrie, l'aime et pour lui même et pour le *bien-être* matériel dont il est la source. Les femmes, qu'il adule, lui rendent l'amour qu'il a pour elles ; et il fait les délices de ces rois de velours et de satin, si pimpants, si sensuels, dans lesquels la France d'alors est si bien résumée.

L'art, à cause de sa variété, de son immensité, n'étant pas une chose qu'on puisse enseigner, qu'on puisse inculquer aux masses comme une vulgaire industrie, il faut, pour qu'une génération *entière* goûte vivement l'art et le pratique avec succès, qu'elle soit *née artiste* — et je dis qu'ayant la tête organisée pour une fin, à savoir : l'*art*, ses mains seront organisées pour cette fin.

La main de François Ier était artistique en ce sens que la paume en était grande, le pouce petit et les doigts lisses (voir la statue de ce prince à Saint-Denis), mais les phalanges extérieures en étaient sensiblement spatulées. C'est la main des gens de mouvement et de cheval, que leur fantaisie gouverne, et dont l'humeur changeante n'a guère d'autres mobiles que les suggestions de leur tempérament. Ces esprits inconstants subissent plus que les autres l'influence du milieu où ils vivent. Or, le XVIᵉ siècle appartenant aux arts et aux lettres (par l'effet du nombre prodigieux de mains artistiques qui existaient alors dans le Sud de l'Europe). François Iᵉʳ se prit à encourager les individus qui les pratiquaient, non pas pour le progrès intellectuel dont ils pouvaient être la source, c'était là le moindre de ses soucis, mais pour le plaisir qu'il en attendait et qu'en effet ils lui donnaient.

Le XVIᵉ siècle fut l'époque des splendides olygarchies, des seigneuries et des grands seigneurs, des républiques et des monarchies aristocratiques des guerres de religion, c'est-à-dire des guerres pour ou contre une *forme* — des embuches et

des guet-apens politiques — des audacieux voyages de découvertes — des sorciers, des astrologues
— des voluptés et des vices énormes — des che-
valiers sans peur, plutôt que sans reproche.
Enfin des supplices horribles et où il s'agissait
moins de la mort, que de la *manière* de la donner.
Époque pleine de contrastes, à la fois sérieuse et
goguenarde, empanachée, enhaillonnée, courant
après les beaux missels et les beaux hanaps, lisant
Rabelais et Gerson, s'entourant de tortionnaires et
d'artistes, de crucifix d'ivoire et de nudités mytho-
logiques, de nains trapus à jambes torses et de
belles jeunes filles jouant sur les tapis avec les pan-
thères privées.

L'amour passionné de l'ordre, de la prudence,
de l'utile, n'est le partage ni des peuples ni des individus que l'esprit artistique gouverne.

Dans sa grâce capricieuse, opulente et fleurie, un
palais de la renaissance est une sorte de temple
élevé à une divinité incarnée, mais inaccessible aux
besoins de notre nature, aux influences du froid

et du chaud, des demi ténèbres et de l'humidité. Il constate la grandeur, la puissance, la richesse, beaucoup mieux qu'il ne les loge ; fenêtres, escaliers, galeries, colonnades, terrasses, portiques, tout y est disposé pour la *montre* et rien pour le *bien-être,* du moins comme nous l'entendons aujourd'hui, que le moindre paysan, plus raffiné que les grands seigneurs du temps de Charles VIII, mange avec une fourchette et non avec ses doigts. — Aussi, les classes aisées ont-elles abandonné depuis longtemps au petit peuple ces demeures si richement sculptées, dentelées, étoilées, blasonnées où, parmi les statuettes légères et sous les tourelles aériennes s'ébattait l'aristocratie aux dehors brillants, mais aux mains encore rudes et grossières du XVIe siècle.

Et il en est, sous les derniers Valois, du costume comme de l'architecture : on ne se regarde comme bien *vêtu* qu'autant qu'on est bien *mis.* C'est d'une *parure* qu'il s'agit, plutôt que d'un *vêtement.* On aime mieux souffrir *dans son corps* par l'incommodité de la forme de l'habit, que *dans son goût* par son inélégance.

Au reste, les costumes *ne s'inventent point,* ils naissent d'eux-mêmes et sont comme la loi, *un résultat nécessaire de la nature des choses.* — François Ier, Voltaire, qui résument si bien leur siècle, sont, à leur tour, si bien résumés par leur costume, qu'on ne saurait sans rire, se représenter François sous l'habit d'Arouet et Arouet sous celui de François.

Immobile chez les peuples immobiles et dans les institutions qui se piquent d'immobilité, comme dans l'église romaine, le costume est changeant chez les peuples changeant — non par l'effet d'une volonté *concertée,* mais par l'effet nécessaire, de l'état moral contemporain — car, l'homme seul pense, l'homme seul *connaît la pudeur,* l'homme seul s'habille.

Il y a cela de bon à dire en faveur de la mode : qu'elle se propose *l'unité.*

La nudité des nègres, attendu leur couleur qui les enveloppe comme d'une ombre et leur tient lieu, pour ainsi dire, de vêtement, est moins immodeste que celle des blancs.

Les nègres ne viennent pas au monde tout

vêtus, comme les animaux, mais quasi-vêtus ; ce qui les classe entre le chimpansé et l'homme.

Les Hindous, presque aussi colorés que les nègres, sont de même presqu'aussi *stationnaires* qu'eux. Or, l'immobilité est le suprême attribut de *l'animalité.*

L'*uniforme,* si cher aux Russes, est dédaigné des peuples libres parce qu'il *classe* et *oblige.*

Notre costume, parce qu'il résume l'état social le plus avancé du monde, est précisément celui qui sied le moins aux nègres et aux peuples qui sont restés primitifs.

Les gens spatulés voyant les choses telles qu'elles sont, et les gens à phalanges coniques telles qu'ils se les imaginent, les premiers s'habillent en rapport avec l'air qu'ils ont en effet, et les autres avec l'air qu'ils croient avoir ; d'où les extravagantes toilettes des rapins chevelus, des *Lyres de grenier,* des *jambons d'estaminet,* races excentriques et coniques.

Les acteurs *vrais,* les gens mis *juste,* comme on dit, ont généralement la main spatulée.

Sous les derniers Valois, le costume accusant le

nu, l'art et la littérature rappelèrent l'art et la littérature des Grecs, lesquels vivant quasi-nus (de
parti pris, et non par grossièreté d'esprit) ne con-
nurent jamais la pruderie et la fausse honte inhérentes aux populations *drapées* de nos pays froids.

Pimpante, alerte, sensuelle et court-vêtue, la muse
française de ce siècle, plus riche de mots et de tours,
plus colorée, moins timorée, moins pédante que
celle du dix-septième, respire la forte et savoureuse
adolescence d'une nation destinée à tous les genres
de succès.

Alors, la prépondérance appartenant aux *idées
du sud*, la France allait naturellement chercher ses
modèles en Espagne et en Italie. Aujourd'hui que
cette prépondérance appartient aux *idées du nord*,
nous allons les chercher en Angleterre et en Allemagne. Le génie français est comme le Janus des
anciens : il a deux intelligences et deux visages.

Paris, de nos jours, vu le génie propre aux populations du Nord, est bien où il est ; il donne à la
nation le genre de force morale qui convient à ce

temps-ci. Au XVIe siècle, il eût mieux valu qu'il fût situé plus au Sud.

En 1793, la révolution, détournée par les brillants orateurs de la Gironde, du but que lui indiquaient les *vrais besoins* de l'époque, eût infailliblement succombé sans les montagnards, qui, presque tous nés dans le Nord, la sauvèrent, en la débarrassant de sa chlamyde grecque, et en la rendant au sentiment de la réalité.

L'art, chez les peuples éminemment civilisés, émane de l'homme ou du raisonnement. Chez les peuples instinctifs, il émane de Dieu ou de l'inspiration. Mesquin au XVIIIe siècle, qui fut l'époque la plus intellectuelle selon l'homme, il est immense au XIIIe siècle, qui fut l'époque la plus intellectuelle selon Dieu. — L'art fleurit surtout aux époques où les peuples en marche, ont un pied sur la barbarie et l'autre sur la civilisation, où ils croient aux miracles et aux sciences occultes, autant qu'aux faits journaliers et aux sciences exactes. Il est alors suffisamment humain et suffisamment divin ; il se développe appuyé sur la science et sur l'inspiration.

Les barbares ont le faste et la grandeur, les civilisés ont le luxe et le goût. Telle était la cour de François Ier, à une époque encore barbare et déjà civilisée, tel était l'attirail qui l'accompagnait, qu'il lui fallait *cinq jours* pour se rendre de Paris à Fontainebleau.

Sur une pelouse ovale que bordent de beaux arbres aux tiges élancées et au feuillage épais, s'élève, dans le jardin des Tuileries, un piédestal portant une admirable copie, en marbre, du groupe charmant des Dioscures. Ces immortels sont nus : les éléments étant sans influence sur les divinités. Leurs mouvements sont lents et souples : le temps n'existant pas pour eux, non plus que les causes qui obligent l'homme à la tension et à l'effort. Comme en beauté ils sont égaux en âge, mais l'un d'eux, plus recueilli, montre un maintien plus auguste ; c'est celui qui renverse son flambeau au moment de descendre dans l'empire des morts. Adieu,

pour un temps, aux coursiers rapides et au fleuve
paternel aimé des cygnes et des lauriers roses.
Exempts de nos besoins, libres de nos sollicitudes,
leur vie bien différente de la notre, s'écoule ou
plutôt se prolonge dans le calme absolu que leur
donnent une nature éthérée et l'attribut d'une jeunesse sans fin — enchaînés par un amour immense
et mutuel ils en savourent sans réflexion, dans une
indolence pleine de sécurité, la douceur naïve et
profonde. Ils sont nus, ai-je dit, mais leurs têtes
sont couronnées de fleurs, comme pour symboliser
l'éternelle félicité, l'éternelle fécondité des races
immortelles — de quelque côté qu'on contemple
ce groupe, ce ne sont que lignes harmonieuses se
déroulant dans le calme, l'élégance et la souplesse,
mais la force se fait jour à travers ce repos, et on
sent que ce sont bien là les dieux amis des exercices
virils et dans lesquels l'hellénie honorait les protec-
teurs célestes de ses athlètes, de ses écuyers et de ses
nautoniers.

L'artiste plein d'inspiration et de réflexion, de
logique, d'élan, de mesure, à qui nous devons ce
chef-d'œuvre, avait infailliblement des doigts as-

sez noueux, un grand pouce et les phalanges extérieures coniques.

Et ce n'était pas non plus un homme ordinaire,
celui qui remontant à l'agreste berceau des dieux
de la mythologie, et s'inspirant des souvenirs de
l'antiquité, a placé ce groupe dans un lieu rappe-
lant, les cirques nombreux d'Olympie, et les pâ-
turages sacrés de *la verte Elide, féconde en chevaux.*

Des savants, probablement à main en spatule ou
carrée, viennent de faire une découverte qui devait,
disait-on, assujettir une des branches de l'art à
l'*industrie*, et constater, en la démontrant ostensiblement, la supériorité des procédés de la science
et de la combinaison sur ceux de l'inspiration.

C'est le daguerréotype.

Or, la peinture se propose la lumière, la couleur, l'âme, le mouvement, la vie, buts auxquels
ni règles ni *recettes* ne mènent sans le génie ; et le
daguerréotype ne rend que l'immobilité, l'obscu-
rité, la matérialité de la mort.

Vous le voyez, l'art n'est pas encore vaincu.

En France, l'action du type méridional conique
sur les types du nord, est naturellement moins
grande que l'action de ceux-ci sur celui-là. Il en
résulte que ce dernier type, trop modifié, n'a pas
chez nous la valeur de spécialité qui le distingue
dans les pays où, au lieu de subir l'influence, il
l'exerce, comme en Italie.

Je définis l'élégance : la simplicité jointe à la
grâce sereine ou riante ; et la beauté : la naïveté et
la force, jointes à la grâce sérieuse.

L'élégance suffit aux besoins moraux résultant de
notre dose *actuelle* de génie artistique ; mais il ne
faut pas moins, dit-on, que la beauté, aux Italiens :
j'en doute :

Les nations où tous les types abondent, comme
chez nous, ont plus de nuances dans le caractère
que de couleur tranchée. Celles où deux types seulement forment l'immense majorité ont plus de couleur tranchée que de nuances, plus d'originalité.
Nous sommes plus facilement tolérants que ces
dernières, parce qu'il nous est donné de nous iden-

tifier sans effort avec tous les caractères, ce qui est impossible aux masses qu'entraîne l'ascendant d'un génie trop exclusif. Ce qu'il y a d'*utile* dans ce qui semble n'être que *beau* échappe aux nations en spatule du nord ; ce qu'il y a de *beau* dans ce qui semble n'être qu'*utile* échappe aux nations du sud.

Si vous haïssez les interminables tournois de paroles, les loquaces et stériles chamailleries, vous éviterez de mettre aux prises des individus appartenant non-seulement à des types différents, mais même à des nuances trop distinctes d'un même type. Chacun de ces individus s'inspirant de sentiments dont les autres ne sauraient se faire une idée parfaitement exacte, ils ne parviendraient jamais à s'entendre. Ainsi, dans le même type, les petites mains généralisent trop, et les grandes pas assez. Aux yeux de Victor Jaquemont, le naturaliste, le géologue, pour qui l'art et la poésie ne sont rien, et qui, au milieu du luxe des nababs, regrette la petite chambre paternelle où il a mangé un gigot en famille, l'Asie ! si vantée par les poètes et les mystiques, est le plus triste et le plus malheureux pays de la terre. — Les économistes jugent de la prospérité d'un pays par le nombre de ses machines, et les artistes par celui de ses monuments, etc., etc.

Il y a plus d'éléments de contradiction, de discussion, et par conséquent d'*animation morale*, en France qu'en Angleterre, où la quasi-similitude des *tendances* est constatée par la quasi-similitude des types ; — et, comme ce n'est pas une petite cause d'ennui qu'une trop grande conformité dans les idées, il en résulte que les Anglais, qui, *chez eux*, ne sont guère verbeux qu'en matière d'intérêt, sont les gens les plus ennuyés du monde hors de l'agitation des voyages et des affaires.

Si nous n'étions pas le peuple le plus civilisé et le plus *appris* de l'Europe, c'est-à-dire le plus *volontairement* soumis à des règles *consenties* par la raison, nous en serions le plus turbulent et le plus divisé. Et c'est cette haute civilisation, c'est-à-dire cette haute abnégation de nos instincts *individuels* au profit de la raison, qui fait que les peuples moins

15

avancés que nous, nous regardent comme une nation trop raffinée et presque factice.

S'il est vrai que nous entrons mieux que qui que
ce soit dans le caractère des peuples étrangers; s'il
est vrai qu'il n'est point de nation qui, après elle,
ne nous préfère à toutes les autres, c'est évidemment parce que, sous notre ciel semi-septentrional,
semi–méridional, il n'est point de type, soit du
nord, soit du sud, dont le génie nous soit totale-
ment étranger. Un point de conformité morale ac-
cuse notre parenté avec tous les peuples, parenté
que les Romains, après s'être mêlés avec toutes les
races, nous ont transmise avec leur sang. Que dis-
je? il n'est pas jusques aux sauvages dont nous
n'ayons su comprendre l'humeur fantasque et les
bizarres instincts, et cela si bien, que nos heureux
colons, pour s'établir et s'étendre dans le Nouveau-
Monde, n'ont point été obligés, comme les Anglo-
Américains, d'en venir aux terribles extrémités
d'une guerre d'extermination. L'approbation des
Anglais suffit à un Anglais; pour nous, notre conscience s'inquiète si nous n'obtenons l'approbation

universelle ; d'où pour notre pays le généreux devoir d'en référer plutôt aux inspirations *chevaleresques* qu'à celles que suggère l'individualisme national. Et tandis qu'après avoir inoculé à l'Italie, à l'Allemagne, à l'Espagne, la sainte fièvre de la liberté ; tandis qu'après avoir brisé les fers de l'Amérique et de la Grèce, nous ne conquérons l'Algérie que pour la régénérer, les Anglais ne sont jamais intervenus dans les affaires des autres peuples que pour les exploiter, que pour les rendre tributaires de leur commerce et de leur industrie.
— On a dit que l'Allemagne était le cœur de l'Europe : soit ; mais nous en sommes la tête. Notre soleil guide la marche de la civilisation du monde ; et ce continent, dont nous sommes l'espérance, la lumière et la joie, reconnaît qu'il a fait une conquête, quand chez nous l'art, la science ou la liberté ont fait un pas ; car, seuls entre tous, nous savons imprimer à nos conceptions le cachet de l'universalité.

XIX

La main utile.

Elle est de dimension moyenne, plutôt grande,
néanmoins, que petite, doigts noueux, la phalange
extérieure *carrée* ; c'est-à-dire dont les deux côtés
se prolongent parallèlement ; il ne faut pas tenir
compte de la courbe qui termine presque toujours
les doigts ; *le pouce grand*, avec une racine développée ; la paume moyenne, creuse et assez ferme.
(Je ne m'occuperai point des mains utiles à petit
pouce, pour la raison que j'ai donnée en tête du
chapitre des mains en spatule.)

Si je me suis bien expliqué, le lecteur aura suffisamment compris qu'un type ne se caractérise pas moins par ses répugnances que par ses entraînements, par ses défauts que par ses qualités. Or, la persévérance, la prévoyance, l'esprit d'ordre et de convenance, que j'ai dit être des choses presque étrangères aux mains artistiques, mains que le *beau* et ce qui *plaît* préoccupent davantage que l'*utile* et ce qui *sert*, abondent au contraire dans les intelligences que représentent les phalanges *carrées*.

Organiser, classer, régulariser, symétriser : telle est la mission, tel est le mandat des mains *utiles*. Elles ne conçoivent ni le *beau* ni le *vrai*, hors des limites de la théorie et du *convenu*. Elles ont pour les similitudes et les homogénéités, le goût que les mains coniques ont pour les contrastes. Elles savent en quoi les choses qui diffèrent se ressemblent, et en quoi les choses qui se ressemblent diffèrent, ce qui, dit Montesquieu, constitue l'*esprit* (comme nous l'entendons en France, où il procède du *jugement*, et non de l'humeur, comme en Angleterre, et non de l'imagination, comme en Italie) où s'échelonnent en traits marqués les degrés de la hiérarchie ; là, selon elles, séjournent la puissance et la sagesse politiques. Elles confondent volontiers *la discipline* avec la *civilisation* (1), c'est-à-dire l'ordre *obligé* avec l'ordre *consenti*. Elles sentent durement ou, du moins, sévèrement ; rangeant tout au devoir, tendant à l'unité, assujettissant les *pensées* à la *pensée*, les *hommes* à l'*homme,* et ne tolérant des mouvements de l'âme, de l'esprit et du cœur, que ceux que la raison (considérée dans un sens assez étroit) accepte et permet.

Une loi entre autres leur est chère, celle de la *continuité,* et c'est surtout par là, c'est-à-dire par la tradition, la transmission, que leur expansion a lieu.

Ces intelligences, d'ailleurs vigoureuses, n'ont point d'ailes ; elles peuvent s'étendre et ne sauraient

(1) Si on maintient le peuple dans l'ordre par la crainte des supplices, il sera circonspect dans sa conduite, sans rougir de ses mauvaises actions ; mais si on le maintient dans l'ordre par les principes de la vertu et les lois de la politesse sociale, il éprouvera de la honte d'une action coupable, et il avancera dans le chemin de la vertu.

(*Confucius*)

s'élever. Elles chaussent les bottes de sept lieues,
mais le char brûlant d'Élie n'est point à leur usage.
La terre est leur unique domaine. L'homme *dans
la vie sociale* : leurs regards ne vont pas plus loin.
Elles ne savent du monde des idées que ce que l'œil
nu sait du firmament. Toujours prêtes d'ailleurs à
nier ce qu'elles ne peuvent ni sentir ni comprendre,
et à donner pour bornes à la nature, celles de leur
compréhension.

En France, ce ne fut qu'au XVII⁰ siècle, époque
vouée à la méthode et au *savoir-vivre* érigé en
science, que les idées dont les mains utiles sont les
instruments à peu près exclusifs, prirent la direction de la société.

L'architecture, sous leur empire, ne dut plus,
comme au XV⁰ et XVI⁰ siècles, tendre à la poésie et
aux plaisirs de l'imagination, mais à la symétrie et
à l'utilité matérielle ; comme un célibataire désil-
lusionné qui prend femme et se range, elle dut
rompre avec la *fantaisie* et s'asseoir, elle aussi, sur
la froide dalle de la réalité.

Les monuments de Louis XIV, entièrement dénués d'idéalité, semi-palais, semi-couvents, semi-
casernes, grands de surface, mais non de caractère,
rappellent par leur uniformité, leur aridité, le génie de ce despote inexorable et vain, que le soin de
sa personne et de sa fausse grandeur retint toute
sa vie loin des champs de bataille, loin des voies
épiques et populaires, et auquel la tolérance et la
clémence, ces vertus des grandes âmes et des grands
esprits, furent aussi inconnues qu'à Philippe II.

« L'esprit de Louis XIV, dit Saint-Simon, était
au-dessous du médiocre ; il eut toute sa vie plus de
faible que de goût pour la gloire. Né modéré, secret, maître de sa langue, son amour pour l'ordre
et la règle était extrême ; il se tenait en garde
contre le mérite transcendant, contre la *supériorité*
de l'esprit, des talents et des *sentiments*. Il jugeait
les hommes par leur goût et leur aptitude pour les
détails, noyé qu'il était lui-même dans les vétilles,
et perdant son temps dans l'examen des minuties.
Parce qu'il aimait la *symétrie*, il se croyait doué
de l'instinct du beau. Il réglait tous les matins
l'emploi de sa journée, donnait ses ordres avec net-

teté, et était exact aux heures qu'il indiquait. Quoi
qu'il pût arriver, il prenait médecine tous les mois,
entendait la messe tous les jours et communiait cinq
fois par an. Il avait le goût de la promenade et de
la chasse. Il montait et se tenait à cheval avec grâce,
tirait à merveille, dansait bien, jouait admirablement à la paume et au billard. Il savait composer
son sourire, son langage et jusques à ses regards.
Sa politesse, pleine de nuances, était pourtant toujours la même. Aux dames, il ôtait son chapeau
tout à fait, mais de plus ou moins loin, selon leur
rang. Aux gens à demi titrés, il le tenait en l'air
ou à son oreille, quelques instants plus ou moins
marqués. Aux seigneurs, mais qui l'étaient moins
que ces derniers, il se contentait de mettre la main
au chapeau. — Comme pour les dames, il l'ôtait
pour les princes du sang. — A ses repas, il se sou-
levait à demi pour chaque dame à *tabouret* qui arrivait. — Il voulait (car nul homme ne fut moins
romanesque que lui) que ses maîtresses et les dames
de sa cour eussent faim quand la fantaisie de les
voir manger le prenait. — En voyage, il n'aimait
pas qu'elles s'aperçussent de la chaleur ou du froid.

Elles lui plaisaient par une humeur toujours égale, et il voulait qu'elles fussent toujours gaies, toujours prêtes à marcher, à danser, à le suivre où il lui plaisait d'aller. — Il était constamment vêtu de couleurs plus ou moins sombres, avec une broderie très-légère ; jamais de bagues ni de pierreries qu'à ses boucles de souliers, de jarretières et de chapeaux, le cordon bleu *sous* l'habit, excepté les jours de fête de famille, où il le portait par-dessus, avec des pierreries pour huit à dix millions. »

Si le type carré à grand pouce, qui est le seul auquel puisse appartenir ce caractère, n'eût pas été en extrême majorité en France, sous ce règne, le nom de Louis XIV ne nous fut pas parvenu environné de tant de louanges. Les hommes de cette génération, semblables par l'organisation et le tempérament, le furent aussi non-seulement par le génie, mais encore, à beaucoup d'égards, par les traits du visage ; qu'on les regarde, qu'on les écoute, il ont tous entre eux un air de famille. Ce sont de grands nez aquilins et des bouches austères ; ce sont des esprits positifs et méthodiques, raisonnables et limités.

Les visages ronds, les nez retroussés, les airs indépendants, les vives allures physiques et morales appartiennent à la race philosophique du
XVIIIe siècle.

Et les nez dessinés en bec d'aigle, les visages en
mufle de lion, les yeux ronds des bêtes fauves, les
sourcils surbaissés, à l'époque batailleuse et remuante de l'Empire.

Même en littérature, ce que les mains *utiles*
peuvent comporter d'idéalité, se borne à peu de
chose ; elles s'en défient comme de l'audace dans la
pensée, comme de la nouveauté dans la forme.
Leur muse, méticuleuse bégueule, dont la science
surpasse l'innocence, ne s'aventure jamais que sur
les routes frayées, aimant mieux procéder par la
mémoire que par le sentiment, et donnant plus de
fête à son esprit qu'à son imagination. — Aux
mots qui peignent les objets dans la spécialité de leur
forme, ces mains préfèrent ceux qui les expriment
dans la spécialité de leur *usage*. (Ainsi elles donnent
le nom générique de barque à la joncque, à la
pirogue, etc.), d'où, dans leurs écrits, le défaut

de couleur *locale*. — Elles aiment, *avant tout*, dans le style, la clarté et la correction, dans ce qu'elles appellent la poésie : le rythme, l'agrément dû aux soins de l'arrangement et de la combinaison : — dans les rapports sociaux ; la sûreté, l'exactitude, — dans la vie : la modération. Circonspectes et prévoyantes, le connu leur plaît, l'inconnu leur est suspect. Nées pour la culture des idées moyennes, elles tiennent moins au vrai qu'au vraisemblable. Elles se recommandent par le *bon sens* plus que par le génie, par l'esprit et le talent plus que par les hautes facultés de l'imagination. A leurs yeux, très-compétents en ce point, l'homme le plus *sociable* n'est pas celui qui goûte le mieux les qualités des autres hommes, mais celui qui s'affecte le moins de leurs défauts. Elles ne se proposent pas le *beau,* qui est un besoin de l'âme, mais le *bien,* qui est un besoin de l'esprit.

Cette sorte de despotisme tracassier, qui a sa source dans l'amour de l'ordre et de la règle ; l'hypocrisie et la méticulosité, qui naissent d'un amour exagéré pour la réserve et l'esprit de conduite ; cette sorte de pédantisme qui résulte du respect

personnel ; la froideur, qui ressemble à la modération ; la flatterie et l'adulation, vices particuliers
aux esprits doués de l'instinct hiérarchique, la roi-
deur dans l'ajustement et le maintien ; la dureté
dans la ponctualité ; l'abjecte soumission dans
l'ambition, sont les défauts les plus saillants des
personnes appartenant au type utile.

Elles n'acceptent que l'homme *appris*, cultivé,
discipliné, martelé, *taillé sur le patron*. Où l'homme
appris se montre dans sa grandeur et dans son
éclat, là elles vont chercher leurs exemples et leurs
modèles. — Quand la nation, comme une géné-
reuse parvenue, voulut enfin parler un langage
digne de sa fortune et à la hauteur de sa gloire, ce
ne fut pas aux sources cachées dans les épopées
chevaleresques du moyen âge, que les mains à
phalanges carrées du XVIIIe siècle en appelèrent.
Elles tournèrent leurs yeux vers Athènes et vers
Rome, vers les noms *consacrés* d'Euripide et de
Virgile, de Démosthène et de Cicéron. — Dès lors,
le pouvoir appuyé sur le génie des *universités*, eut
une littérature à part, comme il avait une architecture à part, l'une et l'autre d'imitation et de re-

flet, l'une et l'autre se décorant de l'épithète de
classique. — Mais les campagnes, naturels séjours
de la Liberté et de la Vérité *élémentaires*, s'en
tinrent à la naïve poésie du sol, et dédaignant les
dieux étrangers, demeurèrent gauloises, chrétiennes et romantiques.

Chaque pays, dit quelque part Philippe de Com-
mines, en parlant du long séjour des Anglais en
France et des Allemands en Bourgogne, finit toujours, quoiqu'on fasse, par *demeurer aux paysans*,
c'est-à-dire aux nationaux. Il en est de même de
l'arène littéraire.

Plutôt *bourgeois* que *citoyens*, les hommes à phalanges carrées s'accommodent mieux des *priviléges*
que de la liberté. L'autorité est au fond de tous
leurs instincts, celle du rang, celle du sang, celle
de la loi, celle de l'usage; ils veulent sentir et
faire sentir le frein. *Tout ce qui gêne l'homme
le fortifie*, disent-elles par la bouche de Joseph
de Maistre, *il ne peut obéir sans se perfection-
ner, et par cela seul qu'il se surmonte, il est meilleur*.

Voyez quelle déplorable influence exercent, sous Louis XIV, les troubles de la Fronde sur les mains *utiles !* Dans la crainte de les voir se renouveler, elles se hâtent, dans leur fanatisme pour *l'ordre*, d'investir la royauté de tous les pouvoirs ; elles l'enivrent de faste et de volupté ; elles se perdent dans les obscures nécessités du servilisme ; elles placent le trône au niveau de l'autel et se proclament avec orgueil les apôtres du fétichisme monarchique. — Du Dieu commode et doux de Montaigne et de Rabelais, elles passent au Dieu de Pascal et de Bossuet, Dieu de fer, à la voix intolérante et dure. Elles manquent du don de persuasion, et les prédicateurs qu'elles produisent, goûtés à la cour pour leur magnifique langage, ne convertissent, dans les Cévennes, qu'à l'aide des arquebuses et des hallebardes. Nulle impartialité, nulle libéralité, nul sentiment des temps anciens dans les historiens. Rien de lyrique dans les poètes ; sous le savant tissu de leur style, sous la parcimonieuse moisson d'images et de fleurs *latines* qui le décorent, on entrevoit des âmes qui tremblent sous les regards vigilants du pédantisme littéraire, reli-

gieux, politique, et auxquels, en vertu de l'organisation qui les gouverne, doivent demeurer étrangers les sublimes entraînemements de l'enthousiasme et de la liberté.

Ainsi, d'un côté, l'art plastique n'est plus, car
l'art plastique n'est rien où l'assentiment des masses est compté pour rien ; et de l'autre, la vraie
poésie n'est pas encore, car l'ange Géant, l'ange
au front couronné d'étoiles et qui siége à la droite
de Dieu, l'ange des chants lyriques, des pensées
sublimes, des grandes images, l'ange que Racine
eût peut-être évoqué si son siècle le lui eût permis,
n'a pas encore agité sur la France, que préoccupent les soins de son organisation et les scrupules
dévots de son roi, ses grandes ailes de feu. Les
mains artistiques s'en sont allées, et les mains psychiques ne sont pas venues. C'est le temps des lettrés et des beaux-esprits, des nuances et des subtilités littéraires, des grands talents sans doute, mais
non pas des lumières. Coustou, Coisevox et Le
Pujet, ce dernier surtout, donnent bien encore la
vie au marbre, mais ils ne lui donnent plus le beau.
Trop grands poètes pour n'être pas incompris,

16

Le Poussin s'exile en Italie, Lesueur s'enferme dans un cloître , et Claude Lorrain dans la nature (LAMENNAIS). Nul homme *officiel* de ce temps n'a un sentiment vrai des beautés de la nature champêtre ; dans le tracé des jardins, la géométrie se substitue au dessin, et la symétrie à la grâce. Au théâtre, l'excès de réserve, de convenance et d'art, nuit au spectacle et le refroidit. Comme la nation, la muse tragique, durement entravée, s'interdit le mouvement, et semble comprendre que sous le faix écrasant de ses innombrables théories, elle *agirait* sans grâce. Toutefois la comédie, la fable, le roman de mœurs, compositions appartenant au genre moyen, et laissées plus libres, probablement pour cette raison, atteignent à cette époque aux dernières limites de la perfection. — La France qui, avec le génie des mains artistiques a abdiqué la haine du convenu et de la régularité, l'entrain fanfaron, les airs évaporés, la verve pétulante, si chers aux contemporains du sire de Brantôme, ne procède plus qu'avec poids et mesure. Elle a discipliné jusqu'à la galanterie et théoriquement levé le cours des fleuves de *Tendre*. Elle a pris un air grave, magistral, et s'est affublée d'une volumineuse perruque : ne la dérangez pas, elle est en affaire ! — A la science, dont l'autorité redoute les hardies et logiques déductions, à l'histoire, dont les recherches lui donnent de l'ombrage, au courage guerrier dont l'aveugle ardeur et l'aventureux élan l'ont trop de fois compromise, le génie des mains *utiles* impose pour borne infranchissable, pour point de départ *obligé* et pour frein : la *foi officielle,* la *tradition,* la *tactique.* Malheur du reste aux esprits récalcitrants et novateurs que leur instinct entraîne vers les splendides horizons du monde des idées ! Ces terribles mains comptent au nombre de leurs arguments la spoliation, l'exil, les fers et le bourreau.

Ainsi Baville, qui ne voyait qu'un inconvénient dans les tortures et les supplices publiquement infligés aux protestants, à Montpellier : *la compassion qu'ils inspiraient à la foule.* — Ainsi Dominique, à qui le fanatisme suggéra l'idée de l'anéantissement de tout un peuple. — Ainsi le duc d'Albe, qui se glorifiait d'avoir fait mourir 18,800 hommes par la main du bourreau. — Ainsi Robespierre, si compassé, que pétrifiait la logique la *légalité* et la *probité*. — Ainsi Louis XIV, dont l'esprit *noué*, ne put jamais *s'élever* jusqu'au doute.

...... Non men che saper dubitar mi agrada (DANTE).

Un très-beau portrait du cardinal de Richelieu, par Philippe de Champagne, appartenant au Musée de Caen, représente ce prélat avec des doigts pointus. C'est là une flatterie gratuite s'il en fut (si pourtant flatterie il y a, car la main se montrant de profil, les doigts ne peuvent guère apparaître autrement que pointus). Le cardinal de Richelieu, qui recommande dans son testament d'éloigner des affaires publiques tous les gens d'une probité trop délicate, eut, comme chacun sait, le sens social et politique aussi étendu qu'il eut le sens moral borné. Plus coulant sur les intérêts du ciel que sur ceux de la terre, il n'arma contre les protestants que pour les dépouiller de leur force matérielle. Quoiqu'il eut la manie des vers, c'est-à-dire du rythme et du nombre dans la parole, il n'avait à aucun degré le sentiment de la poésie. Ce fut un ennemi très-réfléchi et très-hardi, des *instincts* indépendants et hardis, un *niveleur* aux yeux duquel deux choses seules furent saintes : *l'unité* et *l'autorité*.

Certainement, ainsi qu'Aristote, ce parangon du type carré, ainsi que Boileau, ce prototype des poètes selon la règle, ainsi que Turenne et Vauban, ces généraux selon la science, Richelieu eut des phalanges carrées et non des phalanges pointues.

Versailles, où tout se range à la ligne droite et s'efface dans une tyrannique et fatigante symétrie — où les maisons, comme des douairières hautaines, s'étalent, raides et froides, uniformément fardées de grands pans de briques rouges en guise de porphyre. — Versailles, où il semble qu'on ne devrait se promener qu'en habit de cérémonie et d'un pas de procession, — où, pour analyser les sentiments que fait éclore la fastueuse indigence de son architecture bâtarde, l'esprit en appelle plutôt à l'arithmétique qu'à la poésie ! — Versailles, dis-je, ses jardins, son palais, seront toujours pour les mains utiles à grand pouce, la plus

parfaite expression du beau monumental comme
il leur est donné de le comprendre.

Le publicain pur sang, le bureaucrate estam-
pillé au vrai type du genre, a nécessairement des
phalanges carrées. Satellite de l'arithmétique, il
gravite dans sa sphère aride, et tire d'elle sa pâle
splendeur. Sa plume revêche et rechignée n'ob-
tempère qu'à la loi, car il porte le fisc dans son
cœur, et n'a pas plus d'entrailles que le fisc. Vivant en dehors de la pensée, en dehors des événe-
ments, loin du choc des opinions, des intérêts, des
épées, il concentre sur lui tout ce que son cœur a
de sensibilité, tout ce que son esprit peut former
de combinaisons. Il est ainsi fait, qu'il ne saurait
se passionner pour rien ; la foule ondoie et bour-
donne dans la rue : c'est le roi qui passe ! aussitôt
il suspend à ses lèvres un sourire d'allégresse *obli-*
gée, qu'il éteindra comme un lampion, dès que le
roi aura passé. A ses yeux, le meilleur des gouvernements est celui sous lequel il émarge. Il sait d'a-
vance à quel âge il se mariera et combien d'enfants
il aura. Placé en dehors de toute chance de gloire,

attendu que l'*innovation* lui est interdite, il la ravale partout où la salue l'enthousiasme populaire.
Il porte aux professions qui ne relèvent pas de l'*é-
critoire* le mépris que les paysans ont pour les métiers où l'on ne sue pas. A son avis, l'homme n'est
supérieur aux autres créatures que depuis l'invention du papier, et il regarde comme contestable la
renommée des *prétendus* grands hommes qui n'ont
jamais su lire ni écrire. — Plus que le poète, plus
que l'artiste et le savant, *ces patriciens de droit
divin*, il tient à la hiérarchie et aux classifications
sociales ; il attend de l'*assimilation* une aristocratie
factice, un rang, une importance que ne saurait lui
donner la nature éminemment roturière de ses travaux.

En France, le scribe brodé, chargé de renouveler la chaussure du soldat, et de compter les survi-
vants après la bataille, a droit aux mêmes décora-
tions, distinctions, prestations, que le général qui
nous a conduits à la victoire. — Tant vaut le sang,
tant vaut l'encre.

Nous avons des jaugeurs qui ont rang de colo-

nel, des collationneurs à la boutonnière, enruba-
née, étoilée, constellée !

Il est, en Chine, un signe honorifique à l'usage
des lettrés et de l'élite des employés de l'État, que
la France devrait adopter pour sa bureaucratie de
haut-bord : une plume de *paon!*

Il sera haut de taille, le soldat, selon le cœur des
mains en spatule, Il aura les épaules larges, le
teint coloré, l'humeur égale, joyeuse, l'air ouvert,
martial et délibéré. En campagne, les poules iront
d'elles-mêmes se fourrer dans sa gibecière. Comme
les grognards de l'Empire, il ne croira ni à la poule
aux œufs d'or ni aux buissons qui chantent, mais
bien au sabre et au cognac. — Qu'il soit fort et
vaillant, elles lui pardonneront l'intempérance.

Les grandes mains à phalanges carrées le veulent
exact et rangé, toujours brossé, boutonné, stricte-
ment agrafé. Les joies d'une licence passagère,
elles ne les lui permettront pas ; il n'aura soif, il
n'aura faim qu'aux heures réglementaires et prescrites. Sans doute il sera brave et robuste, mais
avant tout, il sera obéissant et soumis ; il aura le

jugement droit, mais il n'aura l'esprit ni brillant ni raffiné.

Selon ces deux types (à l'état moral où ils sont encore en France), on ne doit voir dans une armée qu'un *instrument,* dont la perfection consiste à être fort et souple, c'est-à-dire composé de soldats plus vigoureux qu'intelligents, et d'officiers inférieurs plus dociles que capables.

La haute capacité dans les subalternes leur semble plus dangereuse qu'avantageuse. Ils prétendent qu'elle les mène infailliblement au mépris des choses de détail, à la présomption, à l'indiscipline; et à ce sujet, ils citent Saluste, qui a écrit qu'un soldat qui se connaît en tableaux a nécessairement l'esprit factieux. (Grand hommage à l'indépendance des natures artistes.)

Aux gardes du corps, *vers la fin du règne de Charles X,* les gardes à la main élémentaire vivaient entre eux, calmes, la tête vide, l'air vulgaire et inoffensif. Corpulents et inertes, ils se tenaient à cheval avec aplomb, mais sans grâce. — D'autres se faisaient une parure de l'uniforme, pour eux il n'était qu'un vêtement. Ils se levaient au point du jour et se couchaient de bonne heure. Ils avaient un pot de fleur sur leur fenêtre. Ils faisaient deux à deux, et en silence, de longues promenades, d'où ils rapportaient un bouquet de violettes ou une belle branche d'épine fleurie. Dès qu'ils étaient rentrés, ils passaient un peigne mouillé dans leurs cheveux et se mettaient à battre leurs hardes. Une cage d'osier, ombragée d'une poignée de mouron, leur portrait peint à l'huile par un vitrier, un filet pour la chasse aux cailles, et un perroquet de plâtre peint en vert, complétaient avec le lit sans rideaux, la table de sapin, la commode de noyer, et les trois chaises du gouvernement, leur modeste mobilier.

Ils épousaient des femmes à leur image, c'est-à-dire grandes sur de grands pieds, homasses, d'humeur paisible, buvant de tout, sachant comme eux marcher au pas, et partageant leur admiration pour la grande marmite des Invalides.

Les gardes à la main *utile* suivaient les cours gratuits ouverts dans les fanges du pays latin. Ils

fréquentaient les laboratoires, les amphithéâtres,
les bibliothèques, et humaient de tous côtés la
science avec avidité ; les herbiers, les collections
d'insectes, etc., étaient de leur compétence. — On
leur demandait l'heure, comme à des cadrans ; le
quantième, comme à des calendriers ; le jour de la
semaine, comme à des almanachs ; cela les flattait.
Ils se piquaient d'une tenue de tous points conforme aux prescriptions de l'ordonnance. Ils savaient des mots de langues mortes, que, dans les
grandes occasions, ils soufflaient gravement au nez
des gens comme des dragées à sarbacannes.

La fougue, le bruit, la vie extérieure étaient au
contraire le partage des jeunes gardes aux doigts
spatulés lisses ; gens de bouteilles, écuyers élégants
et hardis, ils brillaient en outre par les grâces du
corps et de la tournure. Ils s'habillaient à merveille, et seuls, entre tous, *portaient bien la crava-
che*. On les rencontrait partout. Vers eux accou-
raient comme les guêpes aux fruits mûrs, et les
oisifs d'estaminet, éternels prôneurs de l'absinthe
et du vin blanc ; et les Anglais blasés sur l'ale et les

femmes rousses ; et les baronnes du Saint-Empire
aux exigences énormes, et les phrynées *aux yeux
armés en course,* et les demoiselles sans dot, à la
recherche d'un fiancé, portant savamment leur
cœur en écharpe, et les fringantes choristes aux
rotules effrontées, etc., etc. — Dans leurs cham-
bres, un peu moins dénuées que celles dont je
viens de parler, on apercevait une guitare, des fleu-
rets, des pipes de toutes les formes, de bonnes
armes de chasse et de combat, un volume de Pi-
gault-Lebrun, des portraits de femme en silhouette
entourés d'un cercle de papier doré.

Toutes les fois qu'un peuple marche dans une
direction *déterminée,* toutes les influences s'accordent à l'y pousser, celles même au détriment de
qui s'accomplit le mouvement.

C'est ce qu'on vit sous Louis XIV, où les génies
de tous les genres durent tendre et pousser vers
l'*ordre matériel* avant tout, pour mériter les faveurs
du type dirigeant, qui se servit d'eux, contre eux,
de même que les navigateurs se servent du vent
pour marcher contre le vent.

On est frappé de deux choses en lisant les *Lettres édifiantes ;* d'abord de la force de volonté, de l'esprit d'abnégation et de patience, du courage et du savoir des missionnaires qui les ont écrites ; puis de la foi puérile qu'ils manifestent dans l'efficacité des moindres cérémonies du culte catholique. Ils semblent convaincus que, qui ne croit pas à leur *église*, non-seulement n'est pas chrétien, mais ne croit pas même en Dieu. Une exclusivité si étroite, si impie même, et le dédain qu'ils ont toujours témoigné pour la raison humaine *dénuée des lumières de la révélation*, ont rendu vains tous leurs efforts chez les infidèles, où ils ont poussé plus d'individus dans les voies ardentes du fanatisme et du martyre, que dans celles de la civilisation. — A les entendre, c'est l'Église et non Dieu qui dispose des âmes. L'un d'eux dérobe un nourrisson à sa mère, et le baptise en cachette ; la cérémonie achevée, l'enfant meurt ; le missionnaire pleure de tendresse et de joie *d'avoir sauvé une âme de l'enfer !* comme si Dieu, sans cette formalité, eût été tenu de méconnaître l'innocence de cette créature.

C'est pendant le XVIIᵉ siècle que la plupart des

Lettres édifiantes ont été écrites ; elles reflètent admirablement le génie intolérant et sec, hiérarchique, discipliné, opiniâtre des mains utiles. Seulement, ces missionnaires furent quasi tous doués
d'un cœur simple et charitable ; leur modestie de
bon aloi, ne fut pas du genre de celle qu'on a définie *l'orgueil des humbles ;* ni leur bienveillance
pour les petits et les faibles, du genre de celle
qu'on a définie : *la haine des grands et des forts.*
Ces qualités ont atténué les défauts de leur type ;
mais s'ils eussent eu le cœur aussi exclusif que l'esprit, leurs succès, déjà si minces, eussent été bien
plus minces encore.

Il y a cette différence entre l'amour pour *l'autorité* comme l'entendent les mains en spatule, et ce
même amour comme l'entendent les mains *utiles*
(les unes et les autres libres des suggestions de l'é-
ducation), que les premières s'attachent à la personne du despote, et les autres à l'institution du
despotisme. Il suffit à celles-là que le despote soit
fort, et à celles-ci qu'il soit *légitime.*

Les mains artistiques ne tiennent à l'ordre *maté-*

riel qu'en tant qu'il aide et contribue à la *beauté*. Les mains utiles l'aiment pour lui-même, admettant tout ce qui résulte de son intervention. L'ordre, comme les Anglais, les Américains l'entendent, froisse notre goût artistique et nous est antipathique. L'ordre extrême réduit tous les principes à l'état de méthodes, ce qui les matérialise presque, et les frappe jusqu'à un certain point de stérilité. Et c'est ainsi, comme dit madame de Staël, que l'analyse tue l'esprit, que la chimie tue la vie, que le raisonnement tue le sentiment.

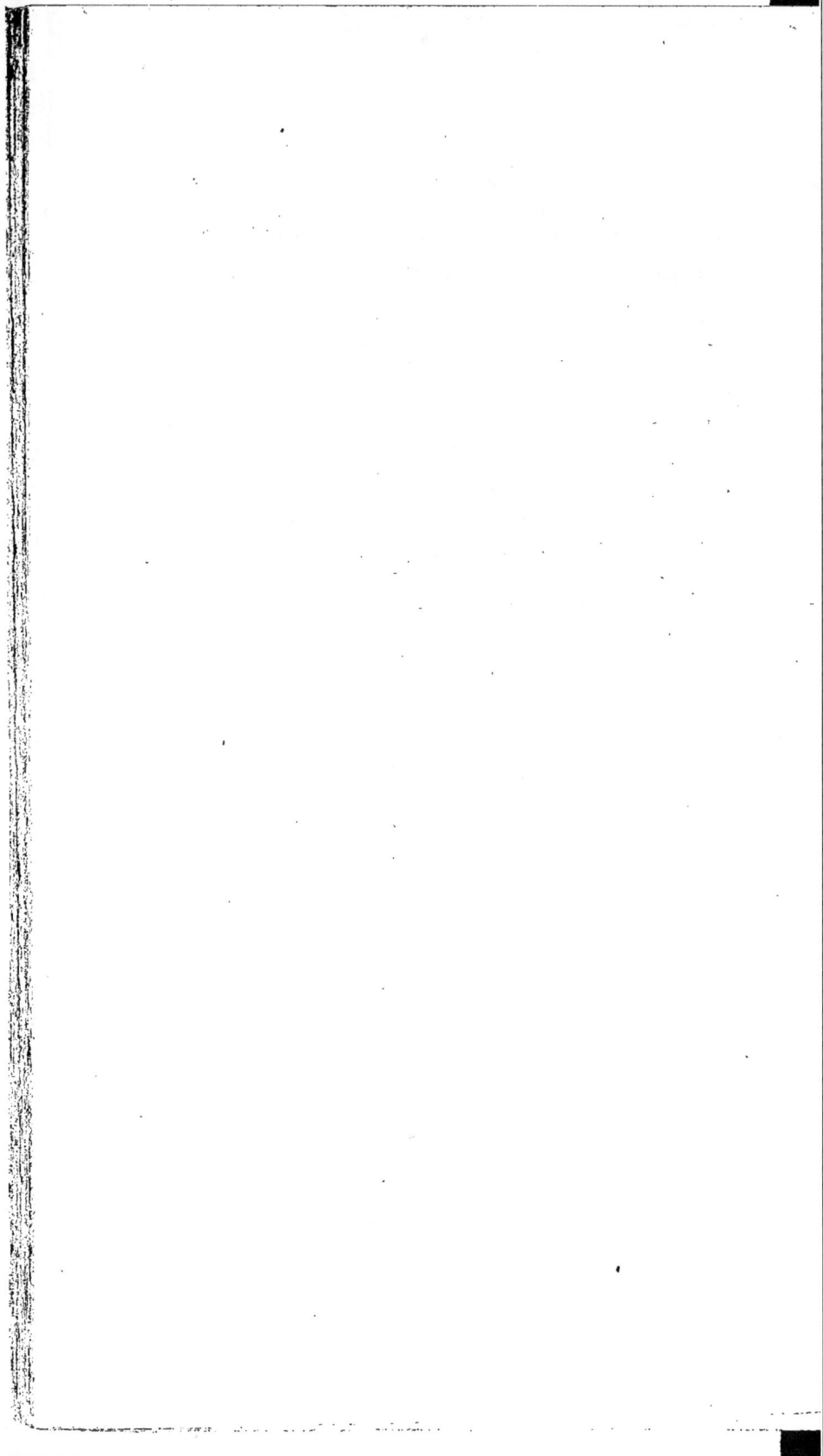

XX

Continuation du même sujet.

Les Mains chinoises.

Les doigts à phalanges carrées doivent être en immense majorité en Chine.

Voici pourquoi :

Les masses y défèrent *avec amour* aux exigences de la hiérarchie et à l'autorité souveraine d'un seul.

On n'y pèse pas les raisonnements à la logique, mais à *l'usage*.

On y fait plus de cas du bon sens que du génie,

17

de l'ordinaire que de l'extraordinaire, du réel que de l'idéal, du milieu que des extrémités.

On y préfère la philosophie sociale et pratique à la philosophie spéculative ; l'histoire et les autres sciences morales et politiques à la métaphysique et aux sciences abstraites.

L'homme qui gouverne bien sa famille, s'il a été fils respectueux et soumis, s'il a eu pour ses aînés les déférences prescrites, y est jugé digne et *capable* de gouverner une province, un royaume, l'empire !

On y place la politesse, le savoir-vivre, le sentiment des convenances et l'exacte observance *des rites*, en tête des vertus sociales. Or, les rites, en Chine, régissent les différentes manières dont chacun, selon âge, son rang, sa profession, doit marcher, s'asseoir, entrer, sortir, écouter, regarder, saluer, se vêtir, se mouvoir, etc.

Il en a été de même en France au XVII⁰ siècle, époque ou l'obéissance passive constituait le premier mérite du fils et du sujet, et où la connaissance du blason, de l'étiquette, du cérémonial, des formules et des manières *du monde* suffisait pour mériter l'épithète de gentilhomme accompli.

On savait mal l'orthographe à la cour de Louis XIV, mais on y savait saluer avec plus de grâce qu'en aucun lieu du monde.

Le portrait moral de Confucius, tel que nous l'ont transmis ses disciples, offre le parfait modèle de l'homme supérieur, comme le comprennent les Chinois.

En voici quelques traits :

Khoung-Tseu, lorsqu'il résidait encore dans son village, était extrêmement sincère et droit; mais il avait tant de modestie, qu'il paraissait dépourvu de la faculté de parler.

Lorsqu'il se trouva dans le temple des ancêtres et à la cour de son souverain, il parla clairement et distinctement; et tout ce qu'il dit portait l'empreinte de la réflexion et de la maturité.

A la cour, il parla aux officiers inférieurs avec fermeté et droiture; aux officiers supérieurs avec une franchise polie. Lorsque le prince était présent, il conservait une attitude respectueuse et digne.

Lorsque le prince le mandait à sa cour et le chargeait de recevoir les hôtes (les grands vassaux), son attitude changeait soudain, sa démarche était grave et mesurée, comme s'il avait eu des entraves aux pieds.

S'il venait à saluer les personnes qui se trouvaient auprès de lui, soit à droite, soit à gauche, sa robe, devant et derrière, tombait toujours droite et bien disposée.

Son pas était accéléré en introduisant les hôtes, et il tenait les bras étendus comme les ailes d'un oiseau.

Lorsqu'il entrait sous la porte du palais, il inclinait le corps comme si la porte n'avait pas été assez grande pour le laisser passer.

Il ne s'arrêtait point en passant sous la porte, et dans sa marche, il ne foulait point le seuil de ses pieds.

En passant devant le trône, sa contenance changeait tout à coup ; sa démarche était grave et mesurée, comme s'il avait eu des entraves, ses paroles semblaient aussi embarrassées que ses pieds.

Prenant sa robe avec ses deux mains, il montait

ainsi dans la salle du palais, le corps incliné, et retenant son haleine, comme s'il n'eût osé respirer.

En sortant, après avoir fait un pas, il se relâchait un peu de sa contenance grave et respectueuse, et prenait un air riant ; et, quand il atteignait le bas de l'escalier, laissant retomber sa robe, il étendait de nouveau les bras comme les ailes d'un oiseau.

En recevant la marque distinctive de sa dignité (comme envoyé de son prince), il inclina profondément le corps, comme s'il n'avait pu la supporter ; ensuite il l'éleva en haut avec les deux mains, comme s'il avait voulu la présenter à quelqu'un, et la baissa jusqu'à terre comme pour la remettre à un autre ; présentant dans sa contenance et son attitude l'apparence de la crainte, et dans sa démarche tantôt lente, tantôt rapide, tous les différents mouvements de son âme.

Son vêtement de nuit ou de repos, était toujours une fois et demi aussi long que son corps.

Il portait dans sa maison des vêtements épais, faits de poils de renards.

Le premier de chaque lune, il mettait ses habits de cour et se rendait au palais pour présenter ses devoirs au prince.

La viande qui n'était pas coupée en droite ligne, il n'en mangeait pas ; si un mets n'avait pas la sauce qui lui convenait, il n'en mangeait pas ; si la couleur en était altérée, si l'odeur en était mauvaise, s'il n'était pas des produits de la saison, il n'en mangeait pas.

Il n'y avait que sur la boisson qu'il n'était pas réglé ; mais il n'en prenait jamais une quantité qui pût porter le trouble dans son esprit.

Il ne s'abstenait pas de gingembre dans ses aliments et ne mangeait jamais beaucoup.

En mangeant, il n'entretenait point de conversation. Si la natte sur laquelle il devait s'asseoir n'était pas étendue régulièrement, il ne s'asseyait pas dessus.

Quand les habitants de son village l'invitaient à un festin, il ne sortait de table que lorsque les vieillards qui portaient des bâtons étaient eux-mêmes sortis.

Son écurie ayant été incendiée, il dit à son retour : Le feu a-t-il atteint quelque personne? je ne m'inquiète pas des chevaux.

S'il était malade et que le prince allât le voir, il se faisait mettre la tête à l'orient, se revêtait de ses habits de cour et se ceignait de sa plus belle ceinture.

Lorsque le prince le mandait près de lui, sans attendre son attelage qui le suivait, il s'y rendait à pied.

Si quelqu'un de ses amis venait à mourir n'ayant personne pour lui rendre les devoirs funèbres, il disait : Le soin de ses funérailles m'appartient.

Quand il se livrait au sommeil, il ne prenait pas la position d'un homme mort; et lorsqu'il était dans sa maison, il se dépouillait de sa gravité habituelle.

Si quelqu'un lui faisait une visite pendant qu'il portait des habits de deuil, quand même c'eût été une personne de sa connaissance particulière, il ne manquait jamais de changer de contenance et de prendre un air convenable. S'il rencontrait quelqu'un en bonnet de cérémonie ou qui fût aveugle,

quoique lui-même ne portât que ses vêtements or-
dinaires, il ne manquait jamais de lui marquer de
la déférence et du respect.

Quand il rencontrait une personne portant des
vêtements de deuil, il la saluait en descendant de
son attelage ; il agissait de même quand il rencontrait les personnes qui portaient les tablettes sur
lesquelles étaient inscrits les noms des citoyens.

Quand le tonnerre se faisait entendre tout à coup
ou que se levaient des vents violents, il ne manquait jamais de changer de contenance et de
prendre un air de crainte respectueuse envers le
ciel.

Quant il montait sur son char, il se tenait debout
ayant les rênes en mains. Il ne regardait point
en arrière, ni ne parlait sans un motif grave. Il
ne montrait rien du bout du doigt.

(Traduction de G. Pautier.)

Voici quelques-unes des maximes de Confucius.
Elles prouvent que le génie, la haute raison et la
sagesse appartiennent à toutes les races et sont de
tous les pays.

Aimer les hommes, c'est là la vertu. Connaître les hommes, c'est là la science.

Mépriser les hommes, c'est ruiner la vertu.

Ceux qui savent faire des discours étudiés ne sont pas propres à terminer les procès *criminels ;* il ne faut que des gens doux, sincères et droits, qui gardent toujours le juste milieu.

Si un état n'est pas gouverné par les principes de la raison, les richesses et les honneurs sont alors des sujets de honte.

Si un état est gouverné par les principes de la raison, la pauvreté et la misère sont un sujet de honte.

L'homme supérieur vit en paix avec tous les hommes, sans toutefois agir absolument de même. L'homme vulgaire agit absolument de même, sans toutefois s'accorder avec eux. Le premier est facilement servi et difficilement satisfait ; l'autre, au contraire, est facilement satisfait et difficilement servi.

C'est par la seule vertu qu'on peut émouvoir le ciel. Ne priez point sans sujet ; ne priez point quand vous n'en éprouvez pas le besoin.

Ce que le ciel voit et entend n'est que ce que le

peuple voit et entend. Ce que le peuple juge digne
de récompense et de punition, est ce que le ciel
veut punir et récompenser. Il y a une communication intime entre le ciel et le peuple. Que ceux
qui gouvernent les peuples soient donc attentifs et
réservés.

Si, le matin, vous avez entendu la voix de la
raison céleste, le soir vous pourrez mourir.

Etudiez-vous, perfectionnez-vous, soyez simple
de cœur et aimez votre prochain comme vous-même.

Si l'on ne connaît pas la valeur des paroles des
hommes, on ne les connaît pas eux-mêmes.

XXI

La main philosophique.

L'armée philosophique est, comme on sait, par-
tagée en deux camps principaux, celui des sensualistes et celui des idéalistes. Suivant les sensualistes, toutes nos idées nous viennent du dehors,
tandis que suivant les idéalistes, elles nous viennent
du dedans.

Locke et Condillac ont été les organes les plus
habiles de la phalange des sensualistes, et Descartes,
Mallebranche et Leibnitz, les champions les plus
vigoureux de la phalange des idéalistes.

Kant, depuis, prenant un moyen terme, a admis
et les idées innées, c'est-à-dire préexistantes et
inhérentes à l'âme, et les idées transmises, c'est-
à-dire celles qui se forment dans notre esprit par
l'intervention des sens.

Mais Ficht a tout récemment relevé le drapeau
des idéalistes exclusifs. C'est un métaphycisien très-
subtil, très-abstrait, très-difficile à comprendre ;
sans couleur, sans passions, sans amour ; qui dé-
gageant la *pensée* ou plutôt *l'idée* de toute espèce
de voile, la démontre et l'explique avec des paroles
aussi froides, aussi rigoureuses que des chiffres.

La philosophie idéaliste règne à peu près sans
partage en Allemagne, pays dénué de grandes
villes, sans animation *sociale*, plat, triste, silencieux, monotone, où la science prévaut sur l'art,
la contemplation sur l'action, la théorie sur le fait,
où la vie ne se manifeste guère que dans les intelligences, et où, pour ces raisons, les hommes d'imagination sont portés et autorisés à croire que le réel
n'existe en effet que dans l'idéal, et que toutes nos
sensations nous viennent de l'âme.

Mais il n'en est pas de même en France, pays

d'innovation, de mouvement extérieur, de sociabilité active et passionnée, où les sens, plus excités
que l'âme (laquelle n'élève guère la voix que dans
le silence complet des sens) nous paraissent être la
source véritable de toutes nos idées.

Et c'est pour cette raison que je ne m'occuperai
que de la *main*, instrument *né* des intelligences
tournées vers la philosophie sensualiste et rationa-
liste.

Paume assez grande et élastique. Des nœuds dans
les doigts. La phalange extérieure quasi-carrée,
quasi-conique, et formant, à cause du deuxième
nœud, une sorte de spatule ovoïde ; *le pouce grand*,
et indiquant autant de logique que de décision,
c'est-à-dire formé de deux phalanges de longueur
égale, ou à peu près.

Vous avez vu que le *penchant* des phalanges en
spatule, les entraînait invinciblement vers ce qui
est *matériellement* utile ; que celui des phalanges
coniques, de *race*, avait pour but le *beau par la
forme*, ou *l'art ;* que celui des phalanges carrées
tendait vers l'utilité *sociale*, les idées moyennes,

pratiques, les combinaisons réalisables. Quant au
génie attaché aux phalanges quasi-carrées, quasi-
coniques, il est caractérisé par l'amour et le besoin
du *vrai absolu.*

Par les nœuds, les mains philosophiques ont le
calcul, les déductions plus ou moins rigoureuses,
la méthode ; par la phalange quasi-conique, elles
ont l'intuition d'une poésie *relative* ; et par l'ensemble, le pouce compris, bien entendu, l'instinct
de la métaphysique. Elles plongent dans le monde
extérieur et dans le monde intérieur ; mais elles y
cherchent moins la beauté que la vérité, moins la
forme que l'essence ; plus que toutes les autres,
elles se montrent avides de l'enthousiasme sévère
qu'épanche l'urne intarissable des hautes sciences
morales, expérimentales, philosophiques (selon le
sensualisme) et esthétiques.

Vous avez la main philosophique : j'en conclus
qu'avec plus ou moins d'intensité, l'esprit philosophique vit en vous. Vous éprouvez le besoin de
vous rendre compte de vos sensations. Le secret de

votre être vous occupe, ainsi que celui de l'origine
des choses. Vos croyances, vos idées, vos opinions,
vous ne les avez point adoptées sur la foi d'autrui,
mais seulement après les avoir examinées à fond et
sous toutes leurs faces. La raison vous semble un
guide plus sûr que l'instinct, que la foi, même que
l'amour. C'est à cette faculté, selon vous, et non à
l'usage, et non au culte, et non à la loi, à tout con-
sacrer ; vous pensez comme Socrate que ce qui la
blesse, blesse l'humanité dans ce qu'elle a de plus
saint et de meilleur. Au-dessus du prêtre, propa-
gateur intéressé des rêves de l'imagination, vous
placez le philosophe, apôtre de la morale, laquelle
rallie les hommes et leur fait une loi de s'entre-
aimer, quand toutes les religions les séparent et
leur font une loi de s'entre-haïr. Vous savez que
nous sommes condamnés au doute comme à la
mort, et le doute, pas plus que l'idée de la mort,
n'altère votre sérénité. Vous procédez par l'analyse,
mais vous tendez à la synthèse ; vous vous préoc-
cupez du détail et de l'ensemble, de l'homme et
des hommes, de l'atome et de l'univers, en un mot
de l'exception et de la généralité. L'ordre que, dans

le monde matériel, d'autres ont vu dans la symétrie, vous le voyez dans les *affinités*. Vous préten-
dez à la liberté, parce que vous sentez que Dieu
vous a donné l'intelligence du juste et de l'injuste.
Vous ignorez les vains scrupules, les terreurs su-
perstitieuses, et usez de tous les plaisirs avec modération.

Que si tous ces traits ne vous sont pas applicables,
quelques-uns au moins le seront.

Les phalanges carrées reprochent à Louis XV de
s'être laissé dépouiller de l'autorité *absolue*, dont
elles avaient armé le *grand roi* : comme si l'esprit
qui dirige une époque, n'avait pas toujours plus
d'influence sur un homme *isolé*, quelle que soit la
trempe de son caractère, que cet homme n'en peut
avoir sur cet esprit; comme si les princes, comme
les autres hommes, ne subissaient pas l'irrésistible
empire du *milieu* dans lequel ils vivent.

Or, lors de l'avénement de Louis XV au trône, un
type de mains sorti des masses populaires sous la
régence, venait de surgir à la surface de la société,
avec l'intelligence de sa force et l'ardent égoïsme

qui pousse chaque instinct à se préférer ouvertement, ostensiblement, à tout autre instinct.

C'étaient les mains philosophiques.

Contrairement aux mains utiles qui, depuis
quinze lustres et plus, en avaient appelé à la *subor-
dination*, à l'autorité, à l'usage, au convenu, à la
foi, à la prédestination, les mains philosophiques
en appelèrent à la raison, à l'examen, à la preuve,
à la liberté, au libre arbitre.

A ces mots, la France qu'écrasait le lourd manteau de plomb de la forme, releva la tête et respira.
On la vit, comme un navire enchaîné par le calme,
qu'une brise inespérée avertit enfin du réveil prochain des vents, déployer à la hâte ses voiles depuis trop longtemps oisives, arborer ses flammes
joyeuses, et saluer de fanfares magnifiques les
mains bénies qui la rendaient à l'espace, aux innovations et au mouvement.

S'attaquant d'abord au despotisme religieux, les
philosophes dirent :

« Ce qui nous distingue *essentiellement* des ani-

18

maux, c'est la *raison* ; c'est donc de la *raison* que nous vient l'idée de *Dieu*, puisque les animaux, uniquement parce qu'ils sont dépourvus de *raison*, n'ont point d'idée semblable. Si donc notre raison est notre seul garant de l'existence de Dieu, il s'en suit *qu'elle seule* doit nous diriger dans les études et les recherches qui ont Dieu pour objet. »

A quoi ils ajoutèrent :

« Que Dieu ne saurait nous tenir compte d'une croyance que condamne notre raison, faculté par laquelle il nous a été révélé, faculté sans laquelle il nous serait inconnu. »

Le catholicisme intolérant de cette époque, miné par ces arguments et chancelant enfin sur sa base, ils tournèrent l'effort de leur dialectique agressive contre le despotisme politique.

« Les rois sont faits pour les peuples et non les peuples pour les rois. » Cette maxime, jusqu'ici regardée comme impie, parut juste et sainte à une génération qui en étant venue à *raisonner* son culte et à le *conformer à son intelligence*, s'en crut d'autant plus le droit de raisonner son gouvernement. La liberté descendit victorieuse *dans les esprits* ;

mais la sphère des idées fut longtemps encore la
seule où elle osa prendre son essor. Celle des
choses ne lui fut ouverte qu'en 1789, époque où
elle se fit jour dans les lois. Les arts, depuis, lui
ont ouvert leur sanctuaire ; et de nos jours, les
philosophes travaillent à la faire *passer dans les
mœurs*. Ils réclament le droit d'élection pour tous,
le divorce, l'émancipation des femmes, ils prêchent
le protestantisme *individuel*.

La littérature au XVIIᵉ siècle, à cause des idées
imposées et inflexibles qui gouvernèrent cette
époque, n'eut et ne put avoir qu'elle-même pour
but ; or, toute littérature qui n'a qu'elle-même
pour but, se préoccupe nécessairement davantage
de la forme que du fond. Pour les mains philosophiques, vouées par leur instinct à la recherche du
vrai *absolu*, la littérature ne fut qu'un *instrument*
à l'aide duquel elles explorèrent le champ sans limite de la pensée. Leurs œuvres écrites brillent
par la variété, l'utilité, l'étendue, la profondeur
des *idées*, et celles des mains *utiles* par la *forme*
et le *style*.

Le théâtre, dont le XVIIIe siècle (plus hardi dans
ses pensées et dans son langage que le XVIIe, mais
non plus libre dans son action) fit une sorte de tri-
bune aux harangues, ne perdit pas moins à cette
innovation, que la littérature n'avait perdu sous le
point de vue artistique, en passant à l'état secon-
daire d'*instrument*. Mais l'histoire et la philosophie, affranchies par les phalanges *ovoïdes* des entraves de la *foi*, de la *tradition*, de la *révélation*,
étendirent à l'infini le champ de leurs investiga-
tions. Dans le mouvement qu'elles impriment aux
esprits, des sciences nouvelles sont découvertes,
des arts perdus sont retrouvés ; un monument plus
admirable, plus gigantesque encore que les cathédrales du XVIIIe siècle, et qui, comme elles, résume
tout le génie, toute l'intelligence, toute la science
d'une époque, l'*Encyclopédie*, est, aux applaudis-
sements de la génération la plus sagace, la plus
sceptique, la plus savante, la plus spirituelle qui
ait brillé sur la terre, fondé et achevé en moins de
trente ans. Jusqu'ici on avait cru à l'*homme*, on croit
maintenant aux *hommes*. L'Etat ne tient plus dans
le pourpoint royal. Une puissance naguère mé-

connue et hautement bravée : l'opinion publique,
inspire enfin une terreur salutaire ; comme le chœur
dans les tragédies grecques, la démocratie s'ingère
des actions des rois. L'innovation politique, dédaignant l'histoire, s'appuie sur la *raison pure*. La liberté, quoique non encore légalement constituée,
agrandit les âmes ; la tolérance élargit les cœurs ;
l'homme devient pour l'homme l'objet d'un amour
immense, d'une admiration enthousiaste ; ce que
nos flottes, que dirigent des philosophes et des savants, vont chercher à travers les tempêtes des
deux hémisphères, ce sont des peuples, ce sont des
îles et des continents jusqu'ici ignorés, sur qui verser l'excédant de notre bien-être et de nos lumières ;
on porte jusque sur les sauvages des regards bien-
veillants et amis. Le Dieu d'aujourd'hui n'est plus le
Dieu chagrin, pointilleux, jaloux d'autrefois ; il n'a
que faire de formules et de macérations ; jouir, c'est
l'adorer ; et la nation, moins préoccupée que par
le passé des biens mal définis de l'autre vie, partout, jetant des fleurs, pleine de grâce, de verve
et d'esprit, portant virilement la certitude et le
doute, se jette avec emportement vers les plaisirs

de celle-ci ; mais les hautes sciences n'y perdent
rien, non plus que la philosophie. Les mœurs, que
le XVIIe siècle avait laissées dures et cruelles, s'a-
doucissent ; le fanatisme expire ; l'étiquette perd de
son inflexibilité, les barrières hiérarchiques s'a-
baissent, la bourgeoisie grandit, bientôt il ne s'agira
plus de nivellement, mais d'égalité. Nos villageois,
naguères si dédaignés, montrent sur la scène, où
la muse aime à les produire, les vertus un peu fardées de l'âge d'or ; la vertu, le génie, le talent, re-
vêtent les formes de la simplicité et de la bonhomie : ainsi Malesherbes, Francklin, Turgot, La-
fayette, J.-J. Rousseau, Diderot, etc. Les esprits
agissant dans une sphère plus haute, le lyrisme
naît ; la nation enfin émancipée, se mire dans son
intelligence et dans sa beauté, elle jouit d'elle-
même, de sa force morale et de l'universalité de
son génie ; les peuples, saisis de respect, lui demandent des législateurs ; et l'Amérique du Nord,
attentive à la voix de nos philosophes, se prépare
une ère de bonheur solide et de prospérité inouïe,
en réalisant dans son sein leurs fécondes théories.

Le type philosophique seul, parce que jusqu'à un certain point les deux mondes sont de son domaine, sait comprendre tous les autres.

De même que les nations, les individus n'acquièrent que dans un âge plus ou moins avancé, la claire intelligence de leurs facultés philosophiques, lesquelles, pour éclore et se développer, ont besoin, *au moins*, des lumières de l'expérience. Les mains philosophiques, comme celles appartenant aux autres types, existent dans toutes les classes de la société; seulement, le génie qu'elles comportent, avorte, ou ne se manifeste que très-imparfaitement, parmi les personnes que leur mauvaise fortune enchaîne à des travaux grossiers.

La philosophie des mains en spatule et utiles se propose les faits, les idées pratiques, les choses, la politique, etc.

Celles des mains coniques et pointues, se propose les croyances, les idées spéculatives, l'art.

Les mains à nœuds quasi-carrées, quasi-coniques, ont l'éclectisme, et c'est pour cette raison

que je leur ai donné par excellence le nom de mains
philosophiques.

Très-grandes, toutes ces mains tendent à l'analyse; très-petites, elles tendent à la synthèse; avec
un petit pouce, elles pensent par le cœur, avec un
grand pouce, elles pensent par la tête.

C'est de même, parce que les deux natures (la
nature physique et la nature morale), tout ce qui
peut être exprimé par *l'art* est accessible aux mains
artistiques, que je leur ai donné ce nom, car il y a
des artistes qui n'ont excellé que dans l'expression
de l'idéal, comme le Pérugin, et d'autres, que dans
l'expression de la nature matérielle, comme les artistes flamands. Mais quel homme doué à la fois de
sens actifs et d'une imagination spiritualiste, con-
sentirait à passer sa vie avec des êtres aussi con-
templatifs que les personnages du Pérugin ou avec
les laitières charnues et les massifs porte-faix de
Rubens ? Évidemment, l'art véritable et complet appartient aux Italiens. Raphaël avait les doigts coniques de même que le Corrège. Quant à Rubens,
il les avait à coup sûr en spatule, car ces toiles ne

reflètent que ce monde-ci, car il possédait à un haut
degré le génie des affaires, car il avait le goût de la
famille et des voyages, du comfort et de la prépondérance, une mémoire immense et l'amour du travail.

Il en est des gens d'église comme des philosophes
et des artistes. La connaissance et la direction des
hommes est le lot des prêtres appartenant aux types
dits du Nord. La connaissance et la direction des
âmes est celui des prêtres appartenant aux types
dits du Sud ; aux premiers la science, la doctrine,
aux autres la foi ; ceux-ci ont plus d'amour, ceux-
là plus d'autorité. Les spatulés songent à ce monde
et à l'Eglise, les coniques songent au ciel et à Dieu ;
pour les premiers, la prêtrise n'est souvent qu'un
métier, elle est presque toujours un ministère pour
les autres. La confession (qui, à la vérité, n'exhibe
que les mauvais côtés de l'humanité) ajoute à la sé-
vérité de ceux-là et à l'indulgence de ceux-ci. J'ai
encore sous les yeux la rude et noire silhouette de
feu M. le cardinal de Clermont-Tonnerre, en son
vivant archevêque de Toulouse. Son mépris pour
la génération actuelle, pour ses idées, pour ses

œuvres, l'avait mis en odeur de sainteté à la cour de Charles X. Un prêtre, disait-il, se ravale en demandant ; il doit exiger. C'était un très-petit homme, marchant avec fierté, même avec arrogance : les regards de la foule, quelle que fût leur expression, ne l'embarrassaient nullement. Hautain, piaffant dans l'écarlate, et faisant orgueilleusement reluire les franges de son caparaçon, il semblait prêt à recommencer la vieille lutte entre le sacerdoce et le pouvoir temporel. Il avait un grand nez, de grands yeux, de grandes lèvres, et néanmoins un petit visage ; ses cheveux gris de fer, plats, dardés en poil de marcassin et coupés de niveau un peu au-dessus de ses sourcils, lui donnaient un air de dureté que l'expression habituelle de ses traits, son teint brun, son grand âge et l'abaissement de ses rides, étaient loin de démentir. Nous l'appelions aux gardes l'Orang-Outang *Mitré*. Sa large main spatulée donnait, mais sans grâce, c'est-à-dire sans charité.

Hildebrand et La Rovère appartenaient certainement ou au type carré ou au type en spatule.

XXII

Les Mains psychiques.

La main psychique est, de toutes, la plus belle,
et la plus rare aussi par conséquent, car la rareté
est une des conditions de la beauté. Elle est petite
et fine, relativement à la personne. Paume moyenne.
Les doigts sans nœuds, ou très-modiquement on-
dulés. La phalange extérieure longue et effilée. Le
pouce élégant et petit, — grande et avec des nœuds,
elle a la force et la combinaison, mais elle manque
de naïveté.

Que le bon *sens*, ce maître Jacques de la maison,

soit le guide des mains *utiles*, mains dont l'ordre,
l'arrangement et l'unité sont le but : que la *raison*
soit l'unique flambeau des mains philosophiques,
que leur tendance emporte vers la liberté et la vérité ; c'est ce que nous venons d'essayer de démon-
trer. Quant aux mains psychiques, elles sont à ces
dernières ce qu'aux mains en spatule sont les mains
artistiques. Elles attachent, elles ajoutent aux
œuvres du *penseur*, comme l'artiste à l'œuvre de
l'artisan, la beauté, l'idéalité ; elles les dorent d'un
rayon de soleil, elles les élèvent sur un piédestal,
elles leur ouvrent la porte des cœurs ; l'âme, ou-
bliée et laissée en arrière par les mains philosophiques, est leur guide, *la vérité dans l'amour et la
sublimité*, leur but, et l'expansion leur moyen.

Vous avez vu le monde livré aux mains en
spatule : mouvement, industrie, guerre, tumulte,
culte de la force et des biens matériels. — Vous
avez vu le monde livré aux mains *artistiques*, —
entreprises romanesques (c'est-à-dire, tendance
vers un objet ordinaire par des formes extraordi-
naires), imprévoyance, brillante folie, splendide
misère, fanatisme de la forme. — Vous avez vu

le monde livré aux phalanges carrées : fanatisme
de la méthode, despotisme universel et étroit. —
Vous avez vu le monde livré aux mains philosophiques : fanatisme de la science, doute, mobilité,
liberté sans point d'appui.

Seules jusques ici, en Europe, les mains psychiques n'ont pu parvenir à la domination, peut-
être n'y ont-elles jamais prétendu, dédaigneuses
qu'elles sont, dans la haute sphère où les retient
le génie qui les anime, des intérêts matériels.
Toutefois, leur intervention n'a jamais manqué,
quand les drames humains, amenés à leur dernière péripétie, ont eu besoin d'une force quasi-
divine pour être dénoués. Que d'affronts étaient
réservés à l'homme dans son intelligence et dans
sa dignité, si, en électrisant les cités de la Grèce ;
elles ne leur eussent donné la victoire à Salamines
et à Marathon ! — L'Espagne, religieuse et poétique, ne s'est jamais fortement ébranlée que sous
leur impulsion ; sans elles, elle périssait en 1812 ;
de même que l'Allemagne qui, déjà vaincue dans
ses princes, fétiches couronnés, ne fut sauvée que
par quelques jeunes enthousiastes, idéologues aux

cheveux flottants, aux regards sereins, mais au
cœur résolu, qui, en chantant Dieu, la patrie, la
liberté, se jetèrent dans les champs de bataille aux
accords de la lyre étoilée.

Prises en masses, ces mains aiment les grandes
luttes et dédaignent les petites. Au plus fort du
sensualisme grec, elles se résument dans Platon :
au plus fort du sensualisme romain, elles se résument dans Jésus. Elles ne se heurtent non plus
qu'aux grands athlètes; à Bossuet, le biblique
champion de la terreur et de la forme, elles opposent Fenélon, l'évangélique apôtre de l'essence et
de l'amour. A Voltaire, à Diderot, qui parlent aux
sens et à la raison, elles suscitent l'opposition
psychologique de Vauvenargues et de Rousseau.
Enfin, de nos jours, vous les avez vues, à l'aide de
Chateaubriand, de Benjamin-Constant, de madame
de Staël, tenir en échec le matérialisme impérial.

Le type psychique n'est pas, comme l'ont prétendu d'agréables romanciers, le partage exclusif
des races héraldiques. Rare partout, il existe néan-

moins partout, et jusque dans les classes les plus
abjectes, où il végète, s'ignorant lui-même, incompris et dédaigné, à cause de son inaptitude *relative*
aux travaux manuels.

Apollon, hélas ! a gardé les vaches.

Les mains *artistiques* veulent voir l'imagination
et l'art partout ; les mains carrées, la règle et
l'arrangement partout ; les mains philosophiques,
la raison humaine partout ; — c'est la *raison divine*,
qu'en vertu de la même loi, celle qui dérive des
dispositions naturelles et constitutives, les mains
psychiques veulent partout voir. L'œuvre où l'i-
déalité manque, où l'amour ou Dieu font défaut,
où l'âme n'est pas intéressée, n'est pour elles qu'une
œuvre morte. Elles ne tiennent à la forme que
dans le domaine de l'art. Ailleurs elles ne sauraient s'en préoccuper, convaincues qu'elles sont
que, ni la civilisation n'est la conséquence absolue
de tel ou tel culte (comme du christianisme par
exemple, qui a arrêté les races aztèques dans leur
essor ; qui est resté impuissant en Abyssinie contre
la Barbarie ; en Russie, en Pologne, en Amérique

contre l'esclavage) : ni la *liberté*, la conséquence
absolue de la forme démocratique, ni l'*esclavage* la
conséquence absolue de la forme autocratique. A
leurs yeux, la foi religieuse est un fait aussi réel
que la certitude rationnelle, aussi excusent-elles,
si même elles n'acceptent les bizarreries de tous les
cultes ; pensant à cet égard, comme les anges *coiffés
de chapeaux*, que Swedenborg ravi en esprit (c'est
lui qui le raconte) entendit vanter *la pureté des
doctrines des Tartares* ; et comme l'oracle de Del-
phes, qui, consulté sur la meilleure manière d'ho-
norer les dieux, c'est-à-dire, apparemment, sur la
forme religieuse la plus propre à moraliser les
peuples, répondit : *Suivez les lois du pays* ; —dans
les monarchies, elles voient le *beau*, dans les républiques, elles voient le *bon*, et l'Orient, rêveur,
immobile, et silencieux comme le *désert*, préoccupé
du ciel et gouverné par un seul, leur semble aussi
sage et aussi heureux que l'Occident, orageux,
réglé et retentissant comme l'*Océan*, préoccupé de
la terre et gouverné par tous.

Les deux idées auxquelles le genre humain doit

la plus noble partie de son bonheur et de sa dignité : celle *du beau dans l'art*, celle *du droit dans la politique*, sont nées et sont mortes dans le monde antique , avec le *polythéisme-anthropomorphique*, comme les Grecs le comprirent — et ces idées, dans le monde moderne, n'ont refleuri qu'à l'époque de la renaissance, qui fut une sorte de résurrection de ce même *polythéisme* (LECOMTE-DELISLE).

On lit dans Joinville, que pendant le siége de Damas, une femme ayant été rencontrée entre la ville et le camp par un religieux de l'armée des Croisés, celui-ci lui demanda ce qu'elle prétendait faire, et de l'eau qu'elle avait dans un vase, et du feu qu'elle portait dans un réchaud. — C'est, répondit-elle, pour brûler le paradis et pour éteindre l'enfer, afin que les hommes n'aiment et ne servent plus Dieu que par amour. — Cette réponse ravit le cœur de Saint-Louis, qui loua avec enthousiasme la piété sublime qui l'avait dictée.

« Dieu a pour âme la vérité, et pour corps la lumière (PYTHAGORE). »

19

« Trois choses sont nées à la fois dans le monde :
l'homme, la liberté, la lumière (Opinion des
Druides). »

Sublimes formules, amples et sereines constata-
tions de la force et de la beauté de l'intelligence
humaine.

Les mains psychiques sont en nombre immense
dans l'Asie méridionale, d'où le génie essentiellement religieux, contemplatif et poétique des nations qui l'habitent; d'où leur respect pour les
maximes (synthèse), et leur dédain pour les *méthodes* (analyse), d'où la préférence qu'elles donnent
à la vertu, (source de repos,) sur la science, (source
de mouvement ;) d'où l'état languissant des arts, des
métiers, de l'agriculture ; d'où les gouvernements
théocratiques et despotiques, par conséquent (car
on ne saurait contredire Dieu sans crime), gouvernements nécessaires à des peuples pour qui raisonner et agir sont un tourment.

C'est de la morne et somnolante Asie, la terre
des empires immenses, de l'opium et des ivresses
énormes que sont sorties toutes les grandes reli-

gions, et c'est de la mobile et laborieuse Europe, la terre des petites républiques, du vin, et des ivresses légères que sont sorties toutes les philosophies qui ont regardé les religions en face et leur ont dit leur fait.

En Europe, le temple relève de la société; en Asie, la société relève du temple.

L'Orient, dit Aristote, s'est toujours complu dans la *métaphysique* (laquelle, s'appuyant sur la logique, enseigne à penser subtilement) et l'Occident dans la *morale* (laquelle, s'appuyant sur la raison, enseigne à vivre honnêtement).

L'Asie est le pays des *génies* comme l'Europe est celui des fées. Or, les génies étant des individualités (ou des substantifs) doués d'une activité à laquelle nulle direction n'est imposée, ils peuvent tout ce qu'ils veulent, *comme les princes de leur contrée*, où l'on a toujours rejeté *la division des pouvoirs*. Au contraire, la puissance de nos fées (qui ne sont, après tout, que des adjectifs) est bornée à un seul attribut : L'une donne la beauté ou la vaillance, l'autre la force ou la richesse, etc. Toutefois, si elles ne disposent que d'un don, l'é-

tendue de ce don n'a pas de limites. Enfermées
entre deux parallèles, elles n'ont qu'une direction,
mais cette direction est indéfinie — doués de toutes
les qualités, les génies sont comme enfermés dans
un cercle où ils peuvent agir dans tous les sens,
mais si leur puissance n'est pas limitée dans l'espèce, elle l'est dans la quantité, leur pouvoir étant
soumis à celui d'un génie plus puissant (DE FLOTTE).

Ainsi, comme par leurs lois et leurs religions,
les peuples sont expliqués par leurs fables. Chez
nous le pouvoir a une direction et des limites, il
suit une ligne donnée. Chez les Orientaux, il est
sans direction, et n'a d'autre limite qu'un arbitraire plus puissant.

On a dit qu'il y avait de l'affinité entre la langue
allemande et le sanscrit; il existe aussi quelques
rapports entre le génie rêveur des nations germa-
niques et le génie contemplatif des enfants de
Brahma. Enfin l'Allemagne est le pays de l'Europe,
de même que l'Inde est le pays de l'Asie où l'on
voit le plus de mains psychiques.

Le spiritualisme étant la spécialité de ce noble

type, il a dû chez nous, où le bien-être, de bonnes
lois et la liberté l'ont aidé à se multiplier (1) et à se
comprendre, il a dû, dis-je, ayant à exprimer des
sentiments et des idées d'une nature particulière,
suivre l'exemple des types artistique, utile et philosophique, qui, pour la même cause, se sont tour
à tour servis d'une langue différente, créée par
chacun d'eux pour son usage particulier. La langue de Rabelais, de Montaigne n'est point la langue de Pascal, ni la langue de Pascal celle de
Rousseau. D'où vient donc que les innovations
grammaticales de Chateaubriand et de Lamartine,
ces aigles de notre littérature psychologique, ont-
elles causé, dans le principe, tant d'étonnement et
même de scandale? Aux idées nouvelles, des formes nouvelles ! étendre la signification de quelques
mots, ce n'est pas altérer une langue, c'est l'enri-
chir, et condamner cette théorie, c'est réprouver
le moyen dont, pour leur gloire comme pour notre

(1) En 1722 la France ne comptait que 18 millions d'habitants. — Sous Louis XIV, la moyenne de la mortalité parmi
les classes privilégiées était d'un sur 26, elle est aujourd'hui
d'un sur 32.

instruction et notre plaisir, ont usé les grands
écrivains de toutes les époques.

Vous ne goûterez vivement ni les idées ni le langage des écrivains psychologiques, ô vous qui avez
les mains en spatule ou carrées. Vous ne leur trou-
verez ni la précision ni la méthode qui vous sont
chères. Leurs perpétuels élans vers les glorieux
esprits, splendides rivaux des étoiles, vous impor-
tuneront. Vous tenez à la terre et à ses intérêts, ils
mettent, eux, leur bonheur dans les rêves intérieurs
de leur esprit, dans la contemplation des vérités
non tangibles; votre muse, éprise du monde réel,
chante les jardins, le choc meurtrier des escadrons,
le voile ondoyant des blondes infantes, les flottes
pavoisées, etc., etc.; elle dit les ruses des jeunes
pupilles et la colère des vieux tuteurs, les grâces de
Lisette, les vulgaires tribulations d'un dîner ridicule; elle sourit à Beaumarchais le mécanicien, le
duelliste, le pamphlétaire, l'homme d'esprit, de
verve, d'affaires, de mouvement et de cœur — la
leur ne cueille de fleurs que pour en joncher les
saints parvis, la leur n'enlace de femmes que pour

les jeter, ravies et palpitantes, aux pieds de Dieu.
Le lyrisme lui est aussi naturel que le chant à l'oiseau, que le parfum et l'attraction à l'ambre ; à
elle la harpe de David et les saints ravissements
qui emportent notre âme *sur les ailes de l'aurore*,
la voix des mers, celle des torrents, celle des forêts,
celle des montagnes, ne sont que les échos de sa
voix sublime ; éprise de l'idéal et de l'infini, elle
plane avec les anges, elle suit dans leur course
échevelée les impétueuses comètes, et, de tous les
bruits de la terre, n'écoute que les soupirs du
cœur simple et aimant qui s'élève vers Dieu. Vous
vivez surtout par les sens, par la tête, ils vivent
surtout par l'âme, par le cœur ; vous pensez, ils
sentent ; vous parlez, ils chantent ; vous êtes de
chair et de sang, ils sont de flamme et de lumière.
Un intervalle immense vous sépare, et ce n'est pas
trop de deux langues pour deux natures si opposées.

Tel est le génie attaché aux mains psychiques.
Par Milton, Klopstock, Schiller, Goëthe, Swéden-
borg, Chateaubriand, Lamartine, Victor Hugo,
G. Sand, C. Didier, Devigny, etc., etc., elles rê-

gnent en souveraines sinon sur les plus grands
esprits, du moins sur les plus nobles cœurs ; elles
nous ont donné la haute épopée, le roman psychologique, la poésie intime, l'ode à la voix inspirée,
au vol ardent, aux ailes colorées. Leur influence sur
les masses a été immense : elles leur ont rendu
l'enthousiasme que le philosophisme analytique
avait tué ; à leurs yeux, prévenus par les turpitudes
du sanctuaire, elles ont réhabilité Dieu. On leur
avait parlé de la *nécessité* de l'abnégation, elles leur
en ont dit les charmes ; pour les attirer dans leurs
voies, elles les ont ornées des fleurs d'une poésie
quasi–divine ; comme les pins sonores des cimes
alpestres, elles ont versé à flots l'ombre bienfai-
sante et l'harmonie. Pour être goûtées par les intelligents, elles ont pris la lyre : pour être comprises
par les simples, elles ont plié le jet abondant de
leur parole aux formes les plus naïves.

La civilisation, en Espagne et en Italie, est née
de la poésie et de la liberté, c'est-à-dire des mains
artistiques et psychiques, lesquelles se proposent
le grand, le beau, le sublime ; elle est née, en

France, des sciences et de l'autorité, c'est-à-dire des mains utiles et des mains philosophiques, lesquelles se proposent l'utile et le vrai. Notre histoire est plus instructive qu'intéressante ; celle des Espagnols est plus intéressante qu'instructive.

Comme les Grecs, qui ont relégué le travail *manuel* au rang des divinités infernales, les Espagnols pensent qu'il dégrade les peuples et les individus en raison directe de l'amour qu'ils lui portent.

Les Italiens ont mis le repos physique sous la sauve-garde *d'un tiers des saints du calendrier*, non pour le rendre plus respectable au peuple, mais pour le garantir du génie avare et tracassier des lois politiques et fiscales.

Ainsi ne sauraient penser ni les Anglais ni les Américains qui, sous leur soleil sans splendeur, n'échappent au spleen que par le travail.

Aujourd'hui, les Espagnols ne possèdent à aucun degré l'expression artistique, la forme littéraire de la poésie qui est en eux ; c'est ce qui les fait paraître si petits, mais ils sont plus grands qu'ils ne semblent.

Dans le sud, où le climat nourrit, où l'on vit de peu, et où l'on peut vivre quarante-cinq jours sans manger (Lettres édifiantes, missions de France), l'homme n'est pas assez indispensable à l'homme, pour que la société n'y soit pas faible — mais dans le nord où le climat affame, l'homme aux prises avec une nature hostile (surtout depuis que la civilisation y a amolli les corps), sent trop le besoin d'aide et d'appui, pour que la société n'y soit pas forte.

Dans les villes de la Norwège, toutes les maisons communiquent entre elles par des portes intérieures ou des galeries souterraines. Aux Indes orientales, au contraire, les familles s'isolent le plus qu'il leur est possible les unes des autres.

Quoique mal doué pour la guerre, la chasse, la navigation, la locomotion, les soins de la vie réelle, comme nous l'entendons, le type psychique n'en a pas moins régné en maître aux Indes orientales jusques au treizième siècle, époque où il fut dépossédé du pouvoir *temporel* par les Tartares mahométans qui le reléguèrent dans les temples. Jusque-là, on n'arrivait, dans ce pays, à la puis-

sance et à la considération que par la piété, la
contemplation et la sainteté, qualités et vertus qui,
dans nos climats, nous ouvrent bien les portes du
Ciel, mais ne nous ouvrent que celles-là. Aussi,
chez nous, sont-ce les mains en spatule et utiles
dures, qui sont en majorité, tandis qu'aux Indes,
ce sont les mains pointues et molles.

Et il en est probablement de même au sein des
vieilles tribus des Arabes Bedouins de la mer Rouge,
peuples qui, occupant un pays presque entièrement
stérile, et où, pour cette raison, les grandes agglomérations d'hommes sont impossibles, ne peuvent pas
n'être point naturellement inaptes aux arts, aux
métiers, aux sciences que la vie des villes, seule,
comporte. A quoi leur serviraient des instruments de
culture rurale et d'industrie mécanique, dans un
pays où la culture rurale est impraticable, où une
tente, une chamelle, un coursier suffisent aux besoins physiques de l'homme, besoins que la nature
a maternellement proportionnés aux ressources
du sol. Mais la fécondité qu'elle a refusé à leur
terre, et, jusqu'à un certain point à leur jugement,
elle l'a prodiguée, comme pour les garantir des

ennuis attachés à une vie inoccupée, à leur imagination; c'est un peuple poète, conteur, religieux, chevaleresque, hospitalier, contemplatif, de
mœurs sobres et dignes. — Leur pays, qui est celui
des mirages physiques, est aussi celui des mirages
moraux.

J'en conclus qu'ils ont la main psychique, mais
très-dure.

« Comme les Arabes en général, dit le duc de Ra-
guse, dans son excellent voyage en Egypte, les Bedouins de la mer Rouge ont une haute idée de la
noblesse de leur sang; ils ne se marient qu'entre
eux, et ils croiraient déroger, s'ils s'alliaient à une
étrangère. Ils achètent quelquefois les esclaves,
mais ils n'en ont jamais d'enfants. »

Ainsi, leur instinct leur indique qu'un pays que
l'intelligence humaine ne saurait ni améliorer ni
modifier, ne peut être habité avec quelque chance
de bonheur que par une race *spéciale*; et que toute
autre race, si peu différente qu'elle fût de la leur,
y péricliterait, faute d'une organisation en rapport
parfait avec le climat et le sol. J'ai blâmé ailleurs
cet éloignement pour le sang étranger, mais il est

évident que les Bedouins du désert, si ce qu'on
nous a dit de leur pays est exact, sont tout à fait en
dehors des motifs qui ont suggéré ce blâme.

Mahomet, au dire des historiens arabes, avait
aussi les mains fort *dures*. Son livre respire l'action ; il a la grandeur ardente, monotone, stérile
du désert. Vide d'idées, prodigue de redites, l'ignorance outrecuidante et une sorte de poésie solen-
nelle et morne y coulent à pleins bords. La liqueur
que contient cette coupe fatale n'est point une liqueur de vie, élaborée chez un peuple *nécessairement* immobile, elle a frappé d'immobilité toutes
les nations chez qui le fanatisme et la guerre l'ont
introduite. Seulement, si l'immobilité est salutaire
et logique au désert, ailleurs elle n'engendre que la
corruption et la mort.

Mahomet se complût toute sa vie dans la guerre,
l'amour et le mouvement — son paradis, plein de
femmes, s'étend à *l'ombre des glaives* — il se délassait de ses travaux intellectuels en balayant sa
tente, en raccommodant ses souliers, en soignant
ses coursiers et ses troupeaux.

Il n'est point de ville musulmane, dit le judi-
cieux et intrépide Badia-y-Léblic (surnommé Ali-
Bey), où les arts mécaniques soient aussi inconnus
qu'à la Mecque. Il ne s'y trouve pas un ouvrier capable de forger une serrure ou une clef. Toutes les
portes sont fermées avec des chevilles de bois ; les
malles, les caisses avec des cadenas apportés d'Europe. Les armuriers n'y savent fabriquer que de
mauvais fusils à mèche, des couteaux recourbés et
les lances en usage dans le pays. Quant aux sciences
exactes (ajoute le voyageur), elles sont dans le même
état que les arts mécaniques.

Palmire a été bâtie par des *européens*, et si ses
ruines, de même que celles de Bal-Beck sont encore debout, c'est que les Bedouins qui ne peuvent
rien édifier de solide, ne peuvent non plus rien
détruire de ce qui a été solidement édifié.

La main psychique de *race*, si libéralement do-
tée qu'elle soit, n'a pourtant qu'une entente médiocre des choses du monde extérieur et de la vie
réelle ; elle les regarde de trop haut pour les bien
voir. Les spiritualistes ont le lyrisme, le mysti-

cisme, les ravissements prophétiques, les lumi-
neuses synthèses de toutes les connaissances humaines ; mais le génie des sciences applicables, y
compris celle du gouvernement des hommes réu-
nis en société, leur manque, à moins que, comme
aux Indes, ils n'aient affaire qu'à des peuples appartenant à leur type. Ensuite, on se tromperait
étrangement si l'on croyait le type psychique plus
à l'abri que les autres des égarements attachés à
l'imperfection de notre nature. Le monde des
idées n'est ni moins périlleux ni moins décevant
que celui des choses. Aux Indes, aveuglés par le fanatisme religieux, des adorateurs de Siva se cou-
ronnent de fleurs, se parent d'habits éclatants et
se jettent aux requins sacrés de l'île de Sangor ;
des mères, plus exaltées encore, jettent leurs enfants à ces mêmes requins. Mais si, dans leur enthousiasme, les spiritualistes sont toujours prêts à
se dévouer, ils exigent aussi, pour le triomphe de
leurs idées, des dévouements sans borne. Dans
leur manière synthétique de penser, aucun sentiment isolé, aucune idée de détail ne sauraient ni
toucher leur cœur, ni ébranler leur conviction, ni

les détourner de leur but; c'est surtout à leurs yeux que la fin justifie les moyens; à l'occasion, ils verseront leur sang ou celui d'autrui, le leur sans regret, celui d'autrui sans remords.

Le cheval étant de tous les animaux domestiques (ceci soit dit à propos des Arabes) celui qui nous pénètre le plus de son *animalité*, il convient de se défier de l'entendement des peuples et des individus qui l'aiment exclusivement.

Les peuples cavaliers ne se sont jamais affranchis des rudes et fastueuses entraves d'une barbarie relative. Aptes aux invasions plus qu'aux conquêtes, et convaincus que la culture de l'esprit nuit à l'énergie du cœur, ils ont détruit plus d'empires qu'ils n'en ont fondé : ainsi des Parthes, les Tartares, les Arabes, etc.

Le cheval fut l'âme de la féodalité, régime de violence et d'ostentation, qui donnait aux qualités de la force physique et aux suggestions de l'orgueil, la préférence que les peuples fantassins ont toujours accordée à la solidité du jugement et aux lumières de l'esprit.

Dans le monde antique, la vie des Centaures s'écoule dans l'intempérance, au milieu des querelles, aux cris des femmes outragées. Les Lapithes, moins robustes, mais plus intelligents, les surpassent en modération.

De même, de nos jours, les gens de piaffe et de bouteille, de bruit et de voie de fait, sont plus nombreux parmi nos cavaliers que parmi nos fantassins.

Les armes spéciales où *le cheval* entre comme auxiliaire indispensable, produisent peu de généraux à vues larges; les grands hommes de guerre sont tous sortis de l'infanterie, la *reine des batailles*, l'intelligente et redoutable fondatrice des empires et des gloires durables.

A la longue, le bœuf rend le bouvier lourd et lent comme lui. Le veneur, au contraire, devient inquiet, remuant et fureteur comme son chien — l'homme ne se perfectionne que par la fréquentation, la science et l'amour de l'homme. C'est parce qu'en Grèce, l'*antropomorphisme* était la base du culte, que ce pays a dépassé si vite et de si loin l'Egypte, abrutie par l'adoration des animaux.

20

Chez nous, un reste d'antropomorphisme persiste dans *le Dieu fait homme*. Ce vestige écarté, et le culte de l'esprit *pur* substitué à celui du Nazaréen, l'humanité fera un pas. Alors, plus divinement inspirés, nous renoncerons aux droits, aux devoirs, aux vérités de *convention*, nous n'aurons plus d'autre mobile que l'amour, *d'autre dogme que la science, d'autre culte que l'art, d'autre morale que la liberté*. (Jules Simon.)

XXIII

La main mixte.

Je donne ce nom à la main dont les lignes indé-
cises semblent appartenir à deux types différents.

Ainsi, votre main est mixte, si, étant en spatule, par exemple, la forme en est si peu marquée
qu'on puisse s'y méprendre et n'y voir que des
phalanges carrées.

Une main élémentaire conique peut être prise
pour une main artistique.

Une main artistique peut être prise pour une
main psychique, et réciproquement.

Une main philosophique peut être prise pour une main *utile*, et réciproquement.

L'intelligence que représente une main mixte, participe de l'intelligence attachée à chacun des deux types que sa forme rappelle.

Sans ces mains, c'est-à-dire sans le génie mixte qui leur est propre, la société, dépouillée de *nuances et d'alcalis moraux* pour rapprocher les acides et les amalguer en les modifiant, ne procéderait que par luttes et soubresauts.

Si le droit de la guerre fut cruel jusqu'à l'atrocité chez les premiers peuples dont l'histoire fasse mention, c'est qu'alors, chaque nation, issue d'une tribu ou d'une famille pure de tout alliage de sang étranger, différait radicalement de toutes les autres par le tempérament et l'instinct. En noyant sa rivale dans le sang, en détruisant ses villes, elle obéissait à la loi des antipathies qui poussent l'une contre l'autre des espèces vouées *par leur organisation*, à un antagonisme sans fin.

Les Arabes, issus de souches identiques, ou à

peu près, ne sont pas impitoyables dans les guerres
qu'ils ont entre eux, mais ils le sont dans celles
qu'ils ont avec les Européens.

Il en est de même des Caffres.

« La manière dont ces peuples s'entrebattent,
de tribu à tribu (dit M. Lichtenstein), est empreinte
d'une générosité fort différente des usages adoptés
chez les autres nations. Lorsque la guerre est dé-
clarée, ce qui a toujours lieu par un ambassadeur
portant une queue de lion ou de panthère, les chefs
reçoivent l'ordre de rejoindre le roi avec leurs vassaux; quand, ensuite, l'armée s'approche du terri-
toire ennemi, un nouvel ambassadeur est envoyé
pour en donner avis; et si l'ennemi déclare qu'il
n'est pas préparé, ou que ses forces ne sont pas
encore assemblées, l'armée attaquante fait halte
et attend que l'autre soit prête à combattre. Afin
de rendre une embuscade impossible, chose qui
serait d'ailleurs regardée comme déshonorante, on
choisit pour le champ de bataille un espace découvert, sans buissons ni rochers. Ils se battent alors,
avec autant de valeur que d'opiniâtreté.

« Lorsqu'une des deux armées est défaite, la même générosité se fait remarquer encore dans la conduite du vainqueur, qui ne manque pas d'envoyer une partie du butin aux vaincus, attendu, disent ces peuples, qu'on ne doit pas laisser même son ennemi mourir de faim.

« Mais tant de modération (ajoute M. Lichtenstein) n'a pourtant lieu que d'une tribu de Caffres à une autre, car lorsqu'ils sont en guerre avec les Hollandais ou les Hottentots, ils cherchent à leur nuire par tous les moyens en usage parmi les autres nations, sauvages ou civilisées. »

Pour ce qui est de notre Europe, il est évident que les guerres y sont devenues moins cruelles, à mesure que, par les progrès de la navigation et du commerce, les peuples se sont plus mêlés.

Ces idées, déjà légèrement indiquées, voudraient de plus longs développements, mais ce livre, comme on le voit, n'est qu'un essai.

Comme il y a des vérités *absolues*, des beautés

absolues, il y en a aussi de *relatives.* Entre Apollon et Vulcain, entre les Muses et les Cyclopes (qu'on me passe ces symboles en faveur de leur clarté), *Mercure,* le dieu de l'éloquence *pratique* et des arts *industriels,* prend son vol et balance son caducée.

Or, c'est aux mains mixtes qu'appartient l'intelligence des œuvres mixtes, des idées intermédiaires, des sciences qui ne sont pas des sciences, comme l'*administration* et le *commerce,* des arts qui ne relèvent pas de la poésie, des beautés, des vérités *relatives,* de *l'industrie!*

L'industrie élève tout, abaisse tout au niveau de l'*usuel.* En rendant la vie matérielle plus légère par la multiplication des objets d'*utilité;* en rendant la culture de l'esprit plus facile par la multiplication des moyens et des instruments d'étude, elle *civilise.....* (à la vérité par l'*intérêt*), mais elle nuit à l'art et à la science (lesquels civilisent par l'amour) en les matérialisant, en substituant à la création, à l'effort intellectuel, l'*imitation* par des procédés mécaniques.

On pourrait définir l'industrie : l'art mirifique de tirer de l'argent de tout. — L'homme né avec le génie de l'industrie (à quelques exceptions près) ne pratique les arts, les sciences, la parole, la vertu même, que pour les *exploiter*, que pour en tirer de l'argent ; l'argent est son but, non la gloire, non le progrès, non la perfection. — Chez les Anciens, le dieu de l'*industrie* était aussi celui des menteurs et des voleurs.

Le meurtre par la charge en douze temps, est une des industries des Suisses.

Le meurtre par la rhétorique et l'arrangement combiné des périodes, fut l'industrie de l'avocat-général Marchangy.

Pour quelques hommes, la prêtrise même n'est qu'une industrie.

Dans nos pays d'herbages, des individus passent leur vie à regarder l'herbe pousser ; et à ce labeur, auquel ils ne se livrent pas sans boire, ils donnent gravement le nom d'industrie.

Il y a des professions que ce mot ravale, il y en a d'autres qu'il ennoblit.

Propres à beaucoup de choses, les mains mixtes n'excellent néanmoins dans aucune. Une grande insouciance morale est leur partage. La main de *race,* au contraire, est, dans chaque type, le vase saint où Dieu a déposé le germe impérissable destiné à *renouveler* ou à *révéler* tout art, toute science jusqu'ici ignorés ou depuis longtemps perdus. Ses entraînements, trop impérieux pour n'être pas obéis, trop significatifs pour être méconnus, lui livrent la claire intelligence d'elle-même, elle sait ce qu'elle veut, et comme les animaux que guide un instinct infaillible, elle ne veut que ce qu'elle peut.

Pascal, Descartes, Newton, Buffon, etc., qui ont *deviné* tant de choses, durent avoir des mains de *race.* De leurs têtes inspirées ont spontanément jailli des sciences toutes faites. Ces grands hommes, uniquement préoccupés de leurs travaux, menèrent

tous une vie studieuse et plus ou moins cachée. La
solitude, c'est la liberté !

> Ainsi l'active Chrysalide,
> Fuyant le jour et le plaisir,
> Va filer son trésor liquide
> Dans un mystérieux loisir,
> La nymphe s'enferme avec joie
> Dans ce tombeau d'or et de soie,
> Qui la cache aux profanes yeux,
> Certaine que ses doctes veilles
> Enrichiront de leurs merveilles,
> Les rois, les belles et les dieux.
>
> (LE BRUN.)

Les hommes à la main de race ont l'esprit plus
fort que varié ; les hommes à la main mixte ont
l'esprit plus varié que fort. La conversation des
premiers est instructive, celle des autres est amu-
sante. C'est pour ces derniers surtout, qu'une éducation forte et judicieusement adaptée à la faculté
la plus saillante de leur génie, est un immense
bienfait.

XXIV

Suite du même sujet.

Les Mains artistico-élémentaires, etc., etc., etc.

Plus épaisse et moins souple que la main artistique de *race,* cette main, dont les lignes disgra-
cieuses indiquent une intelligence tournée vers les
choses vulgaires, n'offre pourtant ni l'extrême dureté, ni la rustique ampleur des mains élémentaires; les doigts en sont gros, sans nœuds, ou n'en
ayant qu'un, et comme engorgés, le pouce en est
grand, elle est conique.

Cette main est assez multipliée en Normandie pour entraîner dans la sphère de son action morale le génie des autres types épars dans cette province.

La richesse est, aujourd'hui, le seul côté de l'art que les Normands goûtent avec le cœur et sans restriction. Ils l'aiment pour elle-même et lui immolent jusqu'à leur *sensualité,* à laquelle ils n'accordent que les plaisirs à *bon marché.* Ils sont toutefois plutôt avides qu'avares.

L'aspect de leurs villes a généralement quelque chose de rustique, et, à voir le costume des neuf-dixièmes de leurs habitants, on dirait que la bourgeoisie en a été chassée par une invasion de paysans. Rouen, Saint-Lô, Falaise, etc., au milieu des verts paysages qui resplendissent autour d'elles, rappellent ces hideuses carcasses de reptiles que la vieille et folle Égypte enchâssait autrefois dans l'or et le porphyre.

Les Normands ont des mœurs, si ce sont les habitudes qui les constituent; ils n'en ont pas, si ce sont les principes. Ils sont légaux et ne sont guère probes, ils sont dévots et ne sont guère pieux.

Quoique naturellement braves, la guerre, non pas à cause des privations qu'elle comporte, ils les supporteraient virilement, mais à cause du peu de profit qu'elle donne, leur est antipathique. La gloire sans argent, leur semble une vaine et ridicule fumée ; il n'appartient qu'aux Bretons, nation que dominent des instincts opiniâtres et passionnés, de se battre pour une idée ; les Normands n'ont jamais tiré l'épée que pour un intérêt matériel.

A son retour de la Terre-Sainte, où l'avait conduit une idée pieuse et chevaleresque, le brave Robert de Normandie trouva son trône occupé par Henry, son frère cadet. Il en appela au peuple : le peuple fit la sourde oreille, trouvant juste et bon qu'un *aventurier*, capable de préférer la gloire aux biens positifs, payât d'une double couronne et même de sa liberté, une infraction aussi criante aux lois du bon sens.

Un roi dans l'indigence, dit Euripide (*les Phéniciennes*), n'est plus rien. L'opulence est ce qu'il y a de plus révéré parmi les hommes — de Grec à Normand, il n'y a que la main.

Les Normands ont l'esprit, non pas délicat, mais rusé, ils calculent plus qu'ils ne raisonnent; leur langage, ordinairement négatif, ne s'élève jamais quoiqu'il s'enfle quelquefois jusqu'à la bouffissure (1), c'est un peuple avisé, et pour qui l'escarcelle est l'homme; à la fois brutal et matois, benin et retors; sans *art*, mais plein d'*artifice*. Or, de même que l'art *est* (ainsi que je l'ai déjà dit) *un moyen pour faire valoir le* vrai, *l'artifice en est un pour faire valoir le* faux. (Mme DE STAAL.)

Au reste, il est bon, il est indispensable même qu'un grand nombre d'hommes soient voués par leur instinct au culte de la richesse, pour le seul amour de la richesse, et abstraction faite des plaisirs de toute nature dont elle est ou peut être la source; c'est par ces hommes insensibles à tout autre bonheur qu'à celui d'être riche, que se refont les fortunes, sans qui la science et l'art, sans qui la poésie, ces muses dédaigneuses des occupations mécaniques et des labeurs manuels, langui-

(1) Malherbe, Brébeuf, Corneille même, mêlent souvent l'emphase à la subtilité.

raient tristes et découragées, faute de loisirs physiques.

Les législateurs des états de l'Ouest, en Amérique, en proscrivant la *domesticité* et en condam-
nant, par cette mesure, leurs concitoyens aux travaux ignobles et futiles qui sont en Europe, le naturel partage des gens de petit entendement, ont
donné une preuve plus irrécusable de leur inaptitude pour les beaux arts et les hautes sciences, que
celles qu'ont jamais fournies les barbares et les
iconoclastes.

L'aspect de la main artistico-élémentaire respire
l'égoïsme et l'avidité ; large, courte, se fermant
mieux qu'elle ne s'ouvre, elle semble n'avoir été
formée que pour saisir et retenir,— c'est probablement d'elle que nous vient cet axiôme édifiant :
Ce qui est bon à prendre est bon à garder. —
Inhabile aux métiers qui relèvent des *sciences*, elle
excelle dans le négoce, elle n'est pas *industrieuse*,
elle est *industrielle*.

La Normandie, toute couverte de manufactures,

n'a inventé ni même perfectionné aucune machine.
Il ne sort de ses fabriques (la draperie à part) que
de vulgaires produits; en agriculture, elle n'est pas
intellectuellement à la hauteur de la fertilité de
son sol.

C'est en Normandie, dans le vert et narquois
pays des pommes, le fruit de perdition, que se recrutent les robins de la pire espèce, les avoués ma-
drés, les avocats de haute gueule aboyant à tout
pour un écu.

L'éducation, qui améliore les Normands, race
née après tout pour les plaisirs et les transactions
de la société (une sorte de fourberie raisonnée,
calme, sage, entrant pour beaucoup dans ces choses) corrompt au contraire les Bretons : où le caractère breton est irréprochable, c'est dans les campagnes; où le caractère normand se montre à son
avantage, c'est dans les villes.

Desiveteaux, Chaulieu, Ségrais, madame de La
Fayette, Saint-Evremont, Fontenelle, Hamilton,
Casimir Delavigne sont, à mon avis, les écrivains

normands qui résument le mieux les qualités *ai-mables* de leur nation.

De même que les Normands, les Juifs se distinguent par une grande aptitude commerciale. Ces hommes que, depuis tant de siècles, séparent des autres hommes et leur culte pour la *lettre*, culte encore moins fécond que celui de la *forme*, et leur haine pour le sang étranger, se plaisent et fleurissent surtout aux lieux où l'ignorance, l'esclavage et le fanatisme concourent à dégrader les masses. Ils sont sans importance partout où avec la liberté règnent le bon ordre et les bonnes mœurs. Quand l'Europe était barbare, ils étaient ce qu'ils sont aujourd'hui, à présent qu'elle est civilisée, ils sont encore ce qu'ils étaient autrefois ; — tant est pétrifiant le culte de la *lettre*. — Ils n'existent plus comme *peuple*, mais ils n'ont rien perdu de leur *nationalité :* juifs partout, ils ne sont citoyens nulle part. Les plus grandes calamités, quand elles ne les touchent pas, ne sont à leurs yeux qu'un spectacle ; et, comme ils ne tiennent ni au sol, ni aux mœurs, ni aux intérêts politiques, mais seulement à leur intérêt particulier, ils fuient devant l'orage, reparaissant avec le vainqueur, et procédant froidement à l'agrandissement de leur fortune au milieu des cadavres et des ruines.

Ceux que la Pologne nourrit forment à peu près les deux tiers de la population des villes. Ils portent en été une soutane étroite d'une étoffe rase et luisante ; en hiver, un bonnet de velours assez semblable à un épais turban, et une robe fourrée que serre autour d'eux une ceinture de laine rouge, qui leur tient lieu de poche, composent tout leur habillement. Ils laissent croître et flotter leur barbe et leurs cheveux ; ils ont le nez aquilin, le visage ovale, le teint pâle ; leurs yeux sont noirs, longs, pleins d'éclat et respirent la cupidité. Ils sont insinuants et polis. Très-maigres, pour la plupart, on les prendrait, aux angles des boutiques où ils se tiennent ordinairement immobiles et debout, pour de noirs cyprès ou des poiriers taillés en quenouille. Ils jettent autour d'eux je ne sais quel reflet de Capharnaüm et de Jéricho, qui rappelle l'impression produite par les estampes des vieilles bibles. Ils ne s'adonnent à aucun exercice corporel, à aucun art d'agrément, et font du trafic leur seule occupation. Mentir pour acquérir à bon marché, mentir pour revendre cher : leur vie infâme s'écoule entre ces deux mensonges. Eux aussi exercent avec prédilection les métiers de courtier, de fripier, d'entremetteur, d'agioteur, de brocanteur, de cabaretier, de banquier, de tavernier, en un mot, les professions où la ruse de l'esprit passe avant les données de la science, la connaissance approfondie des arts et l'adresse de la main. — Ils spéculent ouvertement sur la luxure et l'ivrognerie, mais on leur doit cette justice, qu'ils ne perdent rien de leur gravité, ni sous le thyrse, ni sous le caducée.

Leur main est la même que celle des Normands, avec une paume moins forte toutefois, et des phalanges *quasi-carrées*.

La Bretagne possède un grand nombre d'*individus* de haute intelligence, qui, dans le champ-clos des intérêts matériels, seraient facilement vaincus par un enfant juif ou normand. Humbles et résignés, ils ne demandent qu'à être préservés des affaires et des chiffres. Ils ne mesurent point le bonheur à l'ampleur de la sacoche, ils n'adorent point Dieu sous la forme d'un écu, ils n'ont jamais entendu tinter dans leurs rêves le grelot magique du mulet de la gabelle. Errer dans la bruyère fleurie, rêver dans les hautes herbes, suivre Dieu dans les bois et sur les pas du soleil, s'enivrer de la poésie des vieux livres et des vieilles légendes, porter avec amour le joug de la foi, préférer au luxe et au bien-être, non pas l'argent, comme les Normands, qui ne sont tempérants que par avarice, mais la méditation et le repos. C'est dans ces voies bénies qu'effleure le pied blanc de la muse, que parfume l'encens des roses mystiques, qu'illumine l'auréole de l'ange Gardien, que leur cœur cherche et trouve le bonheur.

Mains psychico-élémentaires.

Mais, c'est peut-être ici le cas de faire observer que si les Bretons ont été longtemps trop dédaignés, la réaction produite en leur faveur, par l'éclatante apparition de quelques génies d'élite, nés parmi eux, a porté de nos jours beaucoup d'écrivains à les louer outre mesure. Sans doute ils sont

francs, courageux, capables d'un dévouement dé-
sintéressé, mais l'homme *social,* chez eux, est trop
au-dessous de l'homme instinctif. Quand toute la
France progresse dans les lumières et le bien-être,
le sorcier, le hobereau, le prêtre demeurent les
objets de leur fétichisme tenace : ils ne savent rien
prévoir en dehors de la routine, rien apprécier en
dehors de la coutume. Vous les verrez dans leurs
villages immondes, traîner d'un air à la fois in-
dolent et farouche, d'informes houppelandes dé-
coupées dans la dépouille des boucs et des génisses.
Certes la France marcherait à la queue des nations,
si, séduite par les partisans exclusifs de la nature
quelle qu'elle soit, elle les plaçait à sa tête, au lieu
de les traîner à sa remorque.

Les Vendéens sont des gens d'un sens droit,
mais court; plutôt opiniâtres que fanatiques, ils
sont simples sans être naïfs; ils n'ont ni dans le
cœur la poésie qu'ont les Bretons, ni dans l'esprit
l'imagination qu'ont les Normands. Leur costume
n'offre non plus ni la singularité frappante, ni l'é-
légance quasi-orientale qu'on remarque dans quel-

ques-uns de ces deux peuples ; — plus robustes
qu'agiles, sans être paresseux ils sont lents. — Leur
humeur est fière, irritable, morose ; peu sensuels,
et bornés dans leurs désirs, plutôt faute d'imagination que de tempérament, ils manifestent pour leur
pays un amour que dans leur cœur aucun autre
amour n'égale.

Il sort de là Vendée des officiers estimables, des
comptables honnêtes, des rats de cave incorrupti-
bles, mais point d'hommes marquants. Semblables
à ces vins dont la saveur n'est appréciable que sur
le sol où ils ont été recueillis, l'expatriation les
prive de toute leur vertu. Ils comptent pour beaucoup comme peuple, ils comptent pour peu comme
individus. La nature a semé de quelques fleurs l'i-
gnorance des Bretons, la leur est aride comme un
champ de sable. Ils chérisssent l'empire de la coutume et ne sont remarquables que par le caractère.

Où ils se montrent dans toute leur originalité,
c'est dans le bocage, terre mystérieuse toute bro-
dée de feuilles de chênes comme l'habit de guerre
d'un maréchal de France, et où coulent des fon-
taines qui ont reçu des Druides, leurs vénérables

parrains, le don, non encore contesté, des guéri-
sons miraculeuses. Tant de haies vives d'où s'élèvent de grands arbres, tant de cerisiers, de poiriers,
de pommiers bordent les chemins et se pressent
autour des habitations, qu'on ne saurait s'aventurer sans guide dans ce pays. A peu près inaccessible à l'artillerie et même à la cavalerie, la guerre
n'y peut être faite que par l'infanterie. C'est une
arène propre au développement de l'esprit de ruse
et d'embuscade, qui appartient au soldat et à la
prouesse personnelle plus qu'au général et aux
combinaisons de la haute stratégie. Le paysan y
vit au large, circonspect et silencieux dans ces re-
traites où tout fait silence, l'air, l'eau, jusques au
bétail, et où, sans le marteau du maréchal, on
n'entendrait dans les villages que le chant des oi-
seaux.

Mains élémentaires à phalanges carrées.

L'hospitalité vendéenne, beaucoup trop vantée,
est commandée par l'usage. En Normandie, la pratique de cette vertu est facultative. Chez les Vendéens, elle honore la nation; chez les Normands,

elle honore l'individu. Ici, gaie comme le plaisir,
là, grave comme le devoir.

D'où vient que l'Univers a constamment les yeux
tournés vers l'antique monde grec? C'est que les
peuples dont il fut formé n'eurent pas seulement de
grands instincts et de grandes vertus, mais eurent
encore la suprême intelligence et de ces instincts
et de ces vertus. Les Vendéens et les Bretons ont
aussi de grandes vertus, mais les conserveraient-ils
s'ils en avaient l'intelligence? Notre *espèce*, cependant, ne peut nous tenir compte que des vertus qui
ont leur *garantie* dans le seul attribut qui nous
place au-dessus des autres espèces : l'intelligence.
Les somnambules marchent d'un pas d'autant plus
ferme sur le faîte des toits et le bord des précipices,
que leur sommeil est plus profond; mais qui songe
à les louer de cette habileté qu'ils ne se connaissent
pas? De même ne devons-nous que peu d'estime
aux vertus des peuples plongés dans une évidente
somnolence intellectuelle.

XXIV

Rapide coup-d'œil sur les mains des femmes.

Les entraînements de chaque type, parmi les femmes, sont les mêmes que parmi les hommes ; seulement, ceux qui sont propres aux types en spatule et carré sont beaucoup moins impérieux et intenses chez elles, attendu la mollesse de leurs fibres, que chez nous.

. Sur cent femmes, en France, j'estime que quarante appartiennent au type conique, trente au type carré, et trente au type en spatule. — Ces deux derniers types, dont *la branche gourmande* est l'es-

prit, pèse sur le premier dont la branche gourmande est l'*imagination*.

L'homme crée, la femme développe,

A nous le *principe*, à elles la *forme*,

Nous faisons *les lois*, elles font *les mœurs*.

« L'homme est plus vrai que la femme, disait
saint Martin (l'illuminé), mais elle est meilleure
que lui. L'homme est l'*esprit* de la femme, la
femme est l'*âme* de l'homme. »

Pour compenser la faiblesse de la femme, dit la
Genèse interprêtée par Fabre d'Olivet, Dieu la re-
vêtit *d'une de ses enveloppes :* la beauté ! et elle devint alors la *faculté volitive* de l'homme.

Donc, nous valons par la *cervelle*, et elles par le
cœur. Nous sommes plus sensuels, elles sont plus
sensibles. Leurs *sentiments* les trompent moins
que nos raisonnements. Nous avons la réflexion,
et nous savons ce qui s'apprend, elles ont l'intuition et elles savent ce qui se devine.

L'Europe, où elles sont libres et qu'elles remplissent de rayons et de mouvement, leur doit ces
trois belles choses : les bonnes mœurs, la liberté,
l'opulence — tandis que l'Asie, où elles sont escla-

ves, croupit dans l'inertie et se dissout dans la misère, le despotisme et l'amour infâme.

La lumière, la vérité et la liberté sont une seule
et même chose.

Peu de femmes ont les doigts noueux, peu de
femmes aussi sont douées de l'esprit de combinaison. En fait de travaux intellectuels, elles choi-
sissent généralement ceux qui demandent plus de
tact que de science, plus de vivacité, de conception
que de force, plus d'imagination que de jugement.
Il en serait autrement si elles avaient les doigts
noueux, mais alors elles seraient moins impres-
sionnables, moins livrées aux inspirations de la
fantaisie, et de même que les qualités *enivrantes*
du vin sont neutralisées par l'eau, les leurs le seraient par la raison.

Il convient, faisant abstraction de la forme de la
phalange extérieure, de ranger les femmes sous
deux bannières principales. — Qu'elles aillent sous
l'une, les femmes à *grand pouce*, et que les femmes
à *petit pouce* aillent sous l'autre. Les premières,
plus intelligentes que sensibles, relèvent de l'his-

toire. Les dernières, plus sensibles qu'intelligentes, relèvent du roman. — Pour faire marcher de front le plaisir et la considération, parlez-moi d'une femme à grand pouce ! L'amour, sous sa tutelle éclairée, atteint son but sans scandale. Sa passion, qu'elle dépasse toujours de toute sa tête, a plus de racine dans ses sens que dans son cœur. Laissez-la faire et fiez-vous à son adresse ; en temps convenable, elle viendra en aide à votre timidité, non qu'elle sympathise beaucoup à vos tourments, mais dans l'intérêt de ses plaisirs. D'ailleurs la sécurité et toutes les grâces de l'esprit ajouteront aux délices de sa possession.

Elles ne sont pas douées d'une sagacité si haute, les femmes à petit pouce. Aimer, c'est là toute leur science, mais tel est le charme attaché à cette faculté puissante, qu'il n'est point de séduction qui l'égale.

Les soins de la maternité étant extrêmement difficiles et compliqués, leur pratique exige un instinct plus intelligent que celui que représentent les mains *élémentaires*. — Ces mains sont donc fort

rares parmi les femmes. Aussi le beau sexe exerce-
t-il un empire quasi-absolu (car il n'est point de
type qui ne prévale moralement sur celui-là) dans
les populations où les paumes élémentaires sont en
majorité parmi les hommes, comme en Basse-Bre-
tagne et en Vendée, par exemple.

Les paysans de ces contrées épousent volontiers
et assez communément des femmes plus âgées
qu'eux. La même pesanteur d'esprit, qui les rend
insensibles aux charmes de la jeunesse et de la
beauté, les livre sans défense à l'intelligence supérieure de la femme parvenue à la maturité.

Les Grecs des temps héroïques n'étaient pas plus
raffinés.

Hélène frisait la quarantaine quand, de retour
en Argolide, et fuyant devant Oreste qui la voulait
immoler, *elle allait au hasard, portant çà et là ses
pas brillants de la splendeur de sa chaussure do-
rée*. (EURIPIDE.)

Il fallait qu'elle parût belle encore pour qu'on
s'occupât ainsi de sa chaussure.

Aux îles Carolines et Mariannes, la puissance politique, appuyée sur la puissance morale, appartint

jusques à la conquête de ces archipels par les Espagnols, aux femmes, lesquelles, contrairement aux
hommes, qui ont les mains démesurément grandes,
les ont fort petites. (*Voyage de* J. ARAGO).

Nées pour la danse, l'amour et les fêtes, les Otaï-
tiennes ont la main petite et conique, mais ronde,
charnue et épaisse.

Au Thibet, contrée pauvre et chaste parce qu'elle
est froide et stérile, une loi, conçue dans un but
de continence, oblige les femmes à ne se montrer
en public que le visage barbouillé de noir.

Ajoutée à la polyandrie et à l'institution sur une
immense échelle du Lamaïsme, qui prescrit le célibat, cette loi, contre laquelle les femmes elles-
mêmes n'ont point protesté parce qu'elle résulte de
l'esprit dérivant du tempérament national, complète une législation destinée à prévenir les maux
qu'amènerait, dans un pays sans ressources, une
trop grande population.

La femme Thibétaine, quel que soit le nombre de
ses maris (il en est qui en ont jusqu'à sept), n'est jamais exonérée des travaux particuliers à son sexe.

Choisie par l'aîné de la bande, les autres frères ont dû l'agréer pour épouse. Elle est réputée belle, et regardée comme la parure de la tente et du charriot, si elle joint à un teint huileux et à une taille forte, un nez largement épaté et de grandes oreilles.

En Finlande, les jeunes fiancés partagent le lit de leurs promises, sans oublier jamais qu'ils ne doivent les considérer comme leurs femmes que lorsque le sacrement les aura unis (*Voyage au Spitzberg*, par Mme d'AUNET). Tant de chasteté et si peu de pruderie ! c'en est assez pour réhabiliter le cercle polaire.

Les Anglaises ont, généralement, la phalange délicatement carrée; elles se contentent de l'amour tel qu'on le ressent dans le mariage ; elles se dévouent *jusqu'au travail*.

L'institution des harems étant immémoriale en Asie, j'en conclus que les femmes de cette contrée ont toujours eu les mains fines avec de petits pouces. — Elles se dévouent jusqu'à la mort.

Charlotte Corday, Sophie de Condorcet, Lucile Desmoulins avaient les doigts très-effilés.

Les législateurs indiens ne se sont pas, comme les nôtres, préoccupés uniquement des besoins réels de la femme et de ses devoirs, mais encore de ses caprices et des fantaisies inhérentes à sa nature.

« Brahma, dit Manou, a donné en partage à la femme l'amour de son lit, de son siége, de la parure, la concupiscence, la colère, les mauvais penchants et la perversité.

« Il veut que son nom soit facile à prononcer, doux, clair, agréable, propice, — qu'il se termine par des voyelles longues et ressemble à des paroles de bénédiction.

« Elle sera toujours de bonne humeur ; elle aura la démarche gracieuse du cygne ou du jeune éléphant ; elle amaigrira son corps en ne se nourrissant que de fleurs, de racines et de fruits.

« Elle sera vêtue d'une manière brillante, vu que, lorsqu'une jeune femme resplendit par sa parure, sa famille resplendit également, tandis que si elle ne brille pas, sa famille ne jouit d'aucun éclat. »

Mercure, disent les Grecs, triompha *sous la forme*

d'un bouc, de la vertu de Pénélope. Quelles idées avaient-ils des femmes en général, s'ils parlaient ainsi de la plus chaste d'entre elles.

Les Chinois leur rendent plus de justice, et à leurs yeux la mort de la mère, dans une famille, n'est pas regardée comme une moindre perte que celle du père. C'est du moins ce qu'on peut inférer du texte du *Chou-King,* qui ne recommande pas avec moins d'instance les *veufs* que les *veuves* à la sollicitude des mandarins.

Chez les Assètes, race homérique, où comme je l'ai déjà dit, il est honorable de vivre de rapines et de pillage, les femmes, pendant l'absence de leurs maris, s'enrôlent et s'égayent sous le drapeau changeant des amours interlopes. On juge de leur mérite par le nombre de leurs amants. Elles sont fortes, petites, actives, peu jolies. Klaproth, à qui nous devons ces renseignements, ne dit rien de leurs mains, mais je les crois en spatule, comme celles des femmes des Cosaques du Don, lesquelles, fermes sur leurs hanches, et portant haut le nez, fendant le bois, battant le blé et montant à cur,

vêtues de chemises suiffées, sur des chevaux à demi
sauvages, dégustent virilement le genièvre et le
wiski. J'ai vu les hommes *filer doux*, comme on dit,
devant elles. Le Thermadon, fameux par ses héroïnes, coule non loin de leur pays.

En France, les femmes spatulées à petit pouce,
se distinguent par un grand fond de franchise affec-
tueuse, par un besoin impérieux d'action et de
mouvement, par l'intelligence de la vie réelle. A
elles, dans les hautes classes de la société, la grâce
héraldique et fière des Clorinde, des Bradamante,
des Patriciennes crénelées *portant d'or et de
gueulles*, à elles comme à Diane, comme à la magnanime Hippolyte, les coursiers rapides et les
blancs levriers. — A elles dans les classes moyennes,
ces ménages pleins d'enfants joueurs et remuants,
où les mains ne cessent d'agir et les voix de chanter, où l'angora splendide vit en paix avec l'épa-
gneul et la tourterelle privée. — A elles dans les
fermes l'intérêt passionné pour les chevaux, les
blondes génisses et les autres animaux domestiques, pour les transactions foraines et les laborieu-

ses veillées. — A elles enfin, dans les greniers et les mansardes, les ressources d'une infatigable activité physique, un acquiescement aux coups du sort, et quelques-uns des goûts des femmes du Don.

Madame Roland avait de belles grandes mains spatulées — la tête pleine d'idées pratiques, et l'âme tournée vers l'idéal, elle comprenait la beauté de la passion, tout en lui préférant celle du sacrifice. A la fois stoïque et passionnée, positive et enthousiaste, tendre et austère, elle aima trois choses d'un amour immense : la patrie, la liberté, le devoir. Attentive à bien penser, à bien dire, à bien faire, elle se délassait de l'étude des théories mécaniques par la lecture de Plutarque et de Rousseau. — Douée du genre de beauté particulier aux femmes actives, elle joignait une taille élégante et une carnation brillante à une grande richesse de cheveux, de hanches et de sein. Sa bouche, un peu grande, respirait la franchise et la sérénité. Son regard était limpide et franc, son air ouvert, calme et résolu. Née courageuse et forte, comme la majorité des femmes de son type, elle ne se démentit

ni dans la pauvreté, ni dans les grandeurs, ni sur
l'échafaud.

L'ordre et l'arrangement, la symétrie, la ponctualité, règnent *sans tyrannie* dans les demeures
que gouvernent ces placides ménagères à phalanges
carrées et à *petit pouce*.

Mais que vois-je ! des enfants silencieux et mor-
nes, des servantes tremblantes et ahuries ! Qui
donc les retient dans cette contrainte et cet ennui ?
C'est la voix acariâtre, c'est le regard vigilant du
despotisme en jupe, à cheval sur un *très-grand*
pouce.

Prétendez-vous au cœur d'une belle jeune femme
à phalanges carrées ? Parez-vous de bons sens et de
solidité, rejetez les airs avantageux et ne confondez
pas la *singularité* avec la *distinction*. Songez quelle
a moins d'imagination que d'esprit, et que son esprit est plus juste qu'original. Au nombre de
ses axiomes sont ceux-ci : *le silence est une force —*
le mystère est une parure. N'oubliez pas qu'elle a
nécessairement l'instinct *social* très-développé, et

quelle joint au respect pour le *convenu*, l'amour
de l'influence et de la domination. — Esprits aussi
éloignés de la *rareté* que de la vulgarité.

Le type carré, chez nous, est parfaitement résumé à l'endroit des femmes par la prude, l'habile, l'ambitieuse, la spirituelle madame de Main-
tenon. — A part Clémentine, toutes les héroïnes
de Richardson, créatures plus intelligentes que
sensibles, et qui, comme notre Sévigné, ont le
cœur plus spirituel que tendre, appartiennent à ce
type.

Les institutions religieuses gouvernées par des
règles *sciemment étroites*, et où rien n'est laissé au
libre arbitre, recrutent presque tous leurs adeptes
parmi les phalanges carrées.

Ces petites mains molles, souples, sans chair
presque, mais roses, néanmoins, et avec des nœuds :
elles aiment les mots brillants et qui, comme l'é-
clair, jettent une lumière vive et soudaine ; elles
vivent par l'esprit. L'amour dont elles portent les
chaînes est né dans un boudoir ; il a inventé le ma-

drigal, le couplet galant et ne se manifeste guère
qu'avec un œil de poudre et des manchettes.

Ecoutez! j'entends la voix du poète mondain
dont elles aiment les accents :

> Viens tendre amour, descends des cieux,
> Jette des fleurs, sèche nos larmes,
> Et dans ce vin délicieux
> Trempe la pointe de tes armes.
>
> Avant les édits de nos rois,
> Étudions l'esprit des dames,
> Le sage se passe de lois
> Et ne se passe point de femmes.
>
> Comme un sylphe emporte l'odeur
> Des lieux embaumés qu'il traverse,
> Le bon vin semble encor meilleur
> Quand une belle nous le verse.
>
> Amis ! il faut jusqu'à demain
> Chanter les grâces libertines,
> Donner des louanges au vin
> Et des baisers à nos voisines.

Avec les femmes à la paume forte, aux doigts *coniques*, au petit pouce, teignez votre langage de
couleurs ardentes, excusez, justifiez, célébrez les
tendres faiblesses. Elles aiment ce qui brille, et la
rhétorique a plus d'empire sur leur esprit, que la

logique. Trois choses les gouvernent : la paresse, la fantaisie, la sensualité. Les passereaux d'Eros nichent dans leur sourire, et elles ont dans le cœur la prière que les Corinthiennes adressaient tous les matins à Vénus : O! déesse, agréez qu'aujourd'hui je ne fasse rien qui ne plaise, et que je ne dise rien qui ne soit agréable; car plaire est leur premier besoin, et elles aiment autant être aimées et admirées qu'estimées.

Telles étaient sans doute les mains des belles et triomphantes amazones dont était composé l'*escadron volant* de Catherine de Médicis.

Les doigts délicats, lisses et *pointus*, dans les femmes à petit pouce, *quand une paume étroite et élastique sans mollesse* leur sert de tige, signalent le goût des plaisirs où le cœur et l'âme ont plus de part que les sens et l'esprit, un mélange charmant d'exaltation et d'indolence, un secret éloignement pour les réalités de la vie, pour les devoirs convenus; plus de piété que de dévotion.

Ces caractères, parure et délices du monde, tout à la fois calmes et radieux, puisent leur souveraine influence dans l'inspiration et la grâce. Le bon sens

qui, de tous les genres d'esprit, est le plus fécond,
mais non le plus relevé, leur plaît moins que le
génie. — C'est pour s'épanouir aux célestes rayons
de l'amour pur, qu'elles ont été semées, semblables à des lys sans tache, sur les plages resplendis-
santes du jour.

Il est un écrivain *dont le cœur porte l'esprit* et
dont les idées se confondent avec les sentiments. Il
a lyrisme et l'observation, la mesure et la sponta-
néité. Expansif et passionné, il a su intéresser tous
les cœurs aux battements du sien. Il s'est montré
sur les hautes cimes, et la terre a rayonné, et vers
lui sont montées les âmes altérées d'amour et d'i-
déal. L'ivresse des cœurs éperdus, le calme des
cœurs apaisés, on les respire en le lisant et on se
sent meilleur après l'avoir lu. Au-dessus de toutes
les religions par une idée de Dieu, supérieure à
celles qu'elles comportent, il a pour culte la beauté,
et pour morale la liberté. Simple dans sa vie, d'ailleurs, et ne se plaisant que parmi les simples.

Qui regardera-t-on comme heureux, si ce n'est
ce maître, au front rayonnant et aux belles formes,

si cher aux siens, si cher à tous : que la sybille a
doué du rameau d'or, et la fée de l'anneau magique par qui l'on sait tout, et à qui sont si faciles ces
deux sources de nos meilleures joies : le travail et
l'admiration ? mais il n'est point de bonheur pour
les âmes en qui débordent la sympathie et la commi-
sération, qui vivent moins en elles que dans les
autres, et qu'aucune félicité personnelle ne peut
consoler des souffrances d'autrui.

La main de madame Sand (c'est d'elle, ai-je
besoin de le dire, qu'il s'agit ici), réalise celle que
je viens de décrire, avec des nœuds pourtant, ce
qui la modifie assez sensiblement.

Les sentiments délicats que l'éducation seule
donne à la plupart d'autre nom, les femmes les
possèdent naturellement. Ils germent dans leurs
âmes tendres comme les gazons fins sur les terres
légères. Elles ont la science innée des choses du
cœur, mais la *parfaite* intelligence du monde réel
et positif leur manque. Aussi, est-ce moins à leur
faiblesse physique, qu'à la nature des idées atta-
chées à leur organisation, qu'elles doivent de nous

voir régner sur elles en maîtres. En vain avons-
nous la force de dompter les chevaux, d'exercer
les gros métiers, de labourer, d'extraire les mé-
taux, de braver les tempêtes de la mer et du ciel,
si nos âmes, comme les leurs, avides d'émotions et
toujours prêtes à s'envoler, vacillaient au moindre
vent comme la chevelure des trembles, l'empire ne
tarderait pas à nous échapper.

Que si ces renseignements, tout incomplets qu'ils
sont, vous aident, ô lecteur ! à éviter les écueils
cachés sous les ondes trompeuses des fleuves de
Tendre, vous glorifierez le professeur !

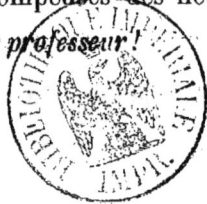

FIN.

TABLE DES MATIÈRES.

—

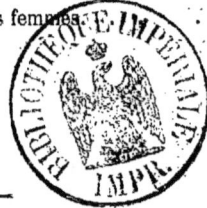

Sceaux. — Impr. de Munzel frères.

www.ingramcontent.com/pod-product-compliance
Lightning Source LLC
Chambersburg PA
CBHW060128200326
41518CB00008B/965